●[　　] 内に用語などを書き込むことによって、正しい知識、透析の流れ、看護のポイントなどが理解できるようになります。

あなたが日々学んだことや考えたこともどんどん書き込んで、あなただけの「透析看護ノート」を完成させよう！

●動画マークの QR コード®を読み取ることで、手技・機器操作動画が視聴できます。

動画は再生速度を遅くしています。手技や操作をじっくり確認してみよう！

●あなたが困ったときや悩んだときなどに力づけてくれる、先輩看護師からのアドバイスや励ましの声を掲載しました。

あなた自身がだれかに教えるときにもきっと役立ちます。……施設によって、透析機器や技術的なこと、用語や略語の呼び方などは異なる……ないことは先輩に聞いてみよう。

●巻末の解答編（別冊）には、解答を示しました。

もし [　　] を埋めるのが難しくてわからなかったときは、一度、解答編の解説を読んでから、穴埋めに挑戦してみよう！

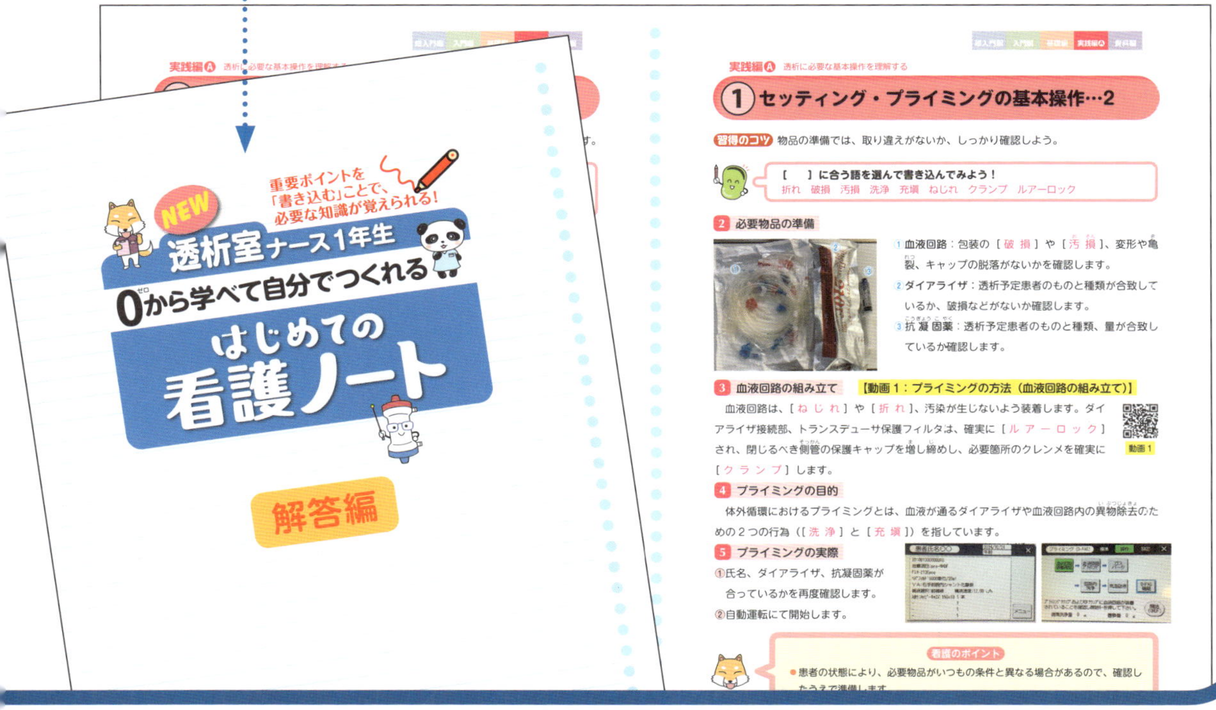

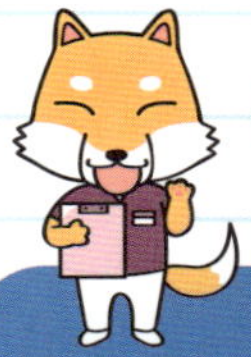

NEW

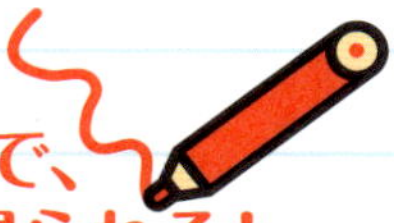

重要ポイントを
「書き込む」ことで、
必要な知識が得られる！

透析室ナース1年生

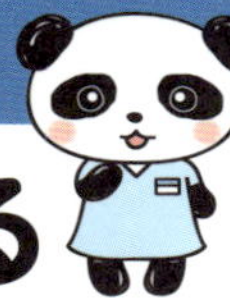

0《ゼロ》から学べて自分でつくれる

はじめての看護ノート

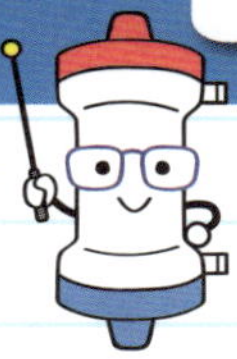

監修 松岡 哲平 医療法人社団大誠会 理事長

MC メディカ出版

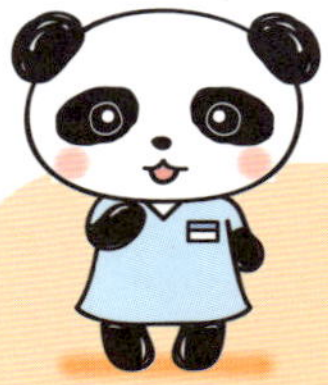

はじめて透析看護を学ぶあなたへ

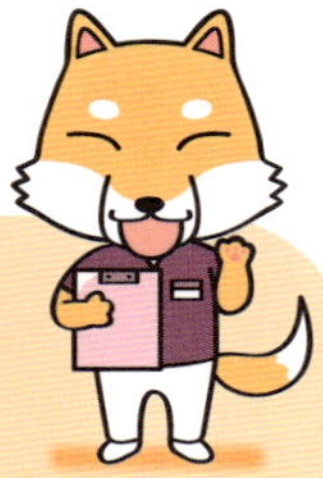

透析室に配属されると、「機械操作はできるかな」「穿刺が難しそう」「患者と上手くコミュニケーションとれるかな」など、不安を抱く方が多いのではないでしょうか。

透析室の看護師は、患者さんが透析治療を開始される前から最期まで、さまざまな場面でかかわることになります。慢性疾患とは思えない日々の変化や、長期透析によるさまざまな合併症など、治療だけのかかわりだけではない奥の深い分野でもあります。患者さんが安全に透析治療を受けられるように、透析の準備から、透析中の観察やケア、日常の生活指導などをすべてサポートすることになります。そのためには、まず透析に関する専門的な知識や技術の習得が必要になってきます。腎臓の働き、透析機器の操作やプライミング、穿刺、透析中の観察項目、透析治療に使用される薬剤、検査データの見方、食事療法についてなど、学ぶことは盛りだくさんです。

初版『透析室ナース 1 年生　自分でつくれるはじめての看護ノート』の刊行から約 10 年が経過しました。10 年間で透析医療は大きく進歩していますが、“透析看護”の基本は同じです。今回の改訂では、超初級者向けという基本的なコンセプトを継続し、より学習しやすいようにデザインをフルカラーとし、操作手順等を QR コードから動画ですぐに確認できるようにしました。本書に日々の学びや自分の考え、その他どのようなことでもどんどん書き込んでいきましょう。その書き込みが学びとなり、自己の振り返りにも活用できると思います。ノートが完成する頃には透析に関する専門的な知識や技術が習得されると思います。透析看護という新たな世界への第一歩、ページを開いて踏み出してみましょう。世界に一つしかない、あなただけの「透析看護ノート」です。肩の力を抜いて、楽しみながら学んでいきましょう。

最近のトピックスである腎代替療法選択やアドバンス・ケア・プランニング、サイコネフロロジーや在宅血液透析などにおける看護師の役割は大きく広がっています。まずは、本書で透析に関する知識、技術、看護の基本を習得した後、より詳しい成書などにステップアップしていかれることを期待しております。

2025 年 1 月

医療法人社団大誠会統括部人事課長（看護師）
種田　美和

あなたの目標を決めてチャレンジしてみよう！

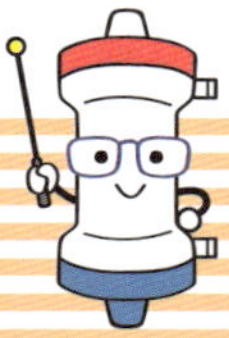

　透析看護の対象は、腎臓に障害をもつ患者さんであり、透析治療は長期的かつ連続的に、終生続ける必要があります。そのため、透析看護師には透析技術実践能力と透析看護技術能力の習得が必要です。まずは、透析機器、投与薬剤、患者さんの言動や先輩スタッフの動きを観察しましょう。そして観察から見えてくる疑問について考え、学習していきましょう。

あなたの考えた半年間の目標を書き込んでみましょう！

1カ月目

3カ月目

6カ月目

まずは透析室の1日の流れを知り、先輩スタッフの動きや対応の様子を見せてもらおう。

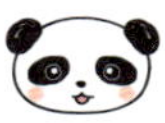

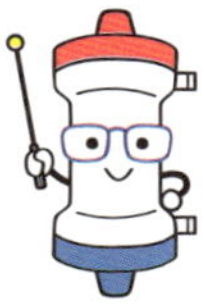

もくじ

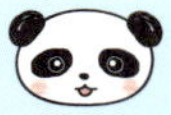

動画QRコードの
掲載ページ

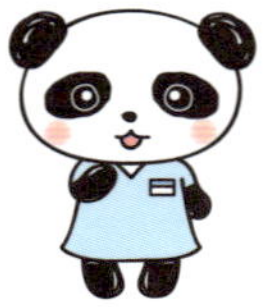

執筆者一覧

●監　修

松岡 哲平　医療法人社団大誠会 理事長

p.21　在宅血液透析（HHD）という選択肢

●執筆者（執筆順）

種田 美和　医療法人社団大誠会 統括部人事課長（看護師）

はじめて透析看護を学ぶあなたへ

あなたの目標を決めてチャレンジしてみよう！

p.13　サイコネフロロジー：腎不全患者に「心の処方箋」を届けよう

p.71　アドバンス・ケア・プランニング（ACP）：幸せな最期を迎えるために

兒玉 君子　サンシャイン M&D クリニック 外来看護師主任　**超入門編**、**実践編Ⓐ-4**

廣瀬 大輔　サンシャイン M&D クリニック 臨床工学技士主任

超入門編 1、**実践編Ⓓ**-1・3・4、**資料編** 3

竹下 佳代　大垣北クリニック 透析室看護師主任　**入門編** 1・3〜6

加藤 真也　大垣北クリニック 臨床工学技士主任　**入門編** 2、**基礎編**

小林 恭子　松岡内科クリニック 臨床工学技士主任　**実践編Ⓐ**-1〜3

井筒 美貴　松岡内科クリニック 透析室看護師主任　**実践編Ⓑ**、**資料編** 1・2

鎌田 直博　サンシャイン M&D クリニック 薬剤師主任　**実践編Ⓒ**

浅野 愛　サンシャイン M&D クリニック 栄養課管理栄養士　**実践編Ⓓ**-2・Ⓔ-3〜5

安藤 香　サンシャイン M&D クリニック 透析室看護師主任　**実践編Ⓓ**-5〜7

山田 真弓　大垣北クリニック 栄養課管理栄養士主任　**実践編Ⓔ**-1・2

松本 将志　サンシャイン M&D クリニック 理学療法士主任　**実践編Ⓔ**

① 腎代替療法の種類と慢性腎臓病（CKD）の定義

習得のコツ 血液透析、腹膜透析、腎移植それぞれの特徴を理解しよう。

［　　］に合う語を選んで書き込んでみよう！
CKD　腎移植　腎障害　蛋白尿　老廃物　情報提供　血液透析　腹膜透析
アルブミン尿　糸球体濾過量

1 各療法の特徴

私たちは飲食により生命維持に必要な栄養素を摂取し、体内で利用したあと［　　　　］として体外へ排出する工程を繰り返しながら生きています。腎臓の働きが健康な人の60%以下に低下するか、腎障害の所見が3カ月以上続く状態を慢性腎臓病《まんせいじんぞうびょう》（［　　　　］）といい、これらが進行した状態を末期腎不全《まっきじんふぜん》といいます。末期腎不全の治療法には、水・電解質《でんかいしつ》および老廃物を除去する手段である透析療法と、別の腎臓を移植する［　　　　］があります。また、透析療法には［　　　　　　（ＨＤ《エイチディ》）］と［　　　　　　（ＰＤ《ピーディ》）］があります。

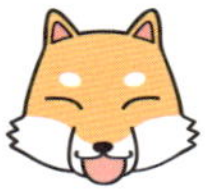

看護のポイント（導入時療法選択時の看護師の役割）

導入時療法選択《りょうほうせんたく》のときに、患者さんは医師から各療法の説明を受けます。看護師はわかりやすい言葉で患者さんに［　　　　］をすることで、患者さん自身が理解したうえで治療を受け入れることができるように、療法選択の手助けをする必要があります。

2 CKDの定義[1)]

CKDは、以下の①・②のいずれか、または両方が3カ月を超えて持続することで診断する。

①尿異常、画像診断、血液、病理で［　　　　］の存在が明らか、とくに0.15g/gCr以上の［　　　　］（30mg/gCr以上の［　　　　　　］）の存在は重要である。

②［　　　　　　　　］（GFR）＜60mL/分/1.73m^2

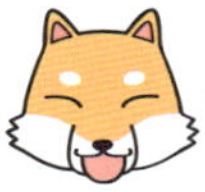

患者支援をするうえで重要なので読んでみよう（p.13、p.21、p.71参照）。

- サイコネフロロジー：腎不全患者に「心の処方箋」を届けよう
- 在宅血液透析（HHD）という選択肢
- アドバンス・ケア・プランニング（ACP）：幸せな最期を迎えるために

治療法選択をするうえで、最初に押さえておきたいとても重要なポイントです。

超入門編 治療法選択

②血液透析…1

習得のコツ 血液透析のおおまかな流れをつかもう。

[　　] に合う語を選んで書き込んでみよう！（2 度使う語があります）
静脈　動脈　水分　尿毒素　抗凝固薬　シャント　血液ポンプ
ダイアライザ　バスキュラー

1 血液透析《けつえきとうせき》（ＨＤ《エイチディー》）

血液透析は、透析器（[　　　　　　　　]）を使って、主に拡散《かくさん》の原理によって余分な[　　　] や [　　　　] を除去する血液浄化療法です。HD は小分子量物質の溶質《ようしつ》除去に優れています。通常の採血に使用する [　　　] では勢いが足りないため、動脈と静脈をつなぐ手術をして [　　　　　（[　　　　　　　　] アクセス)] とよばれる血管を作製します。そこに針を2本刺し、1本は血液を体外に取り出すのに使用し、もう1本は [　　　　　　　] という透析器内を通過して浄化した血液を再び体内に戻すために使用します。

●血液透析における血液の流れ

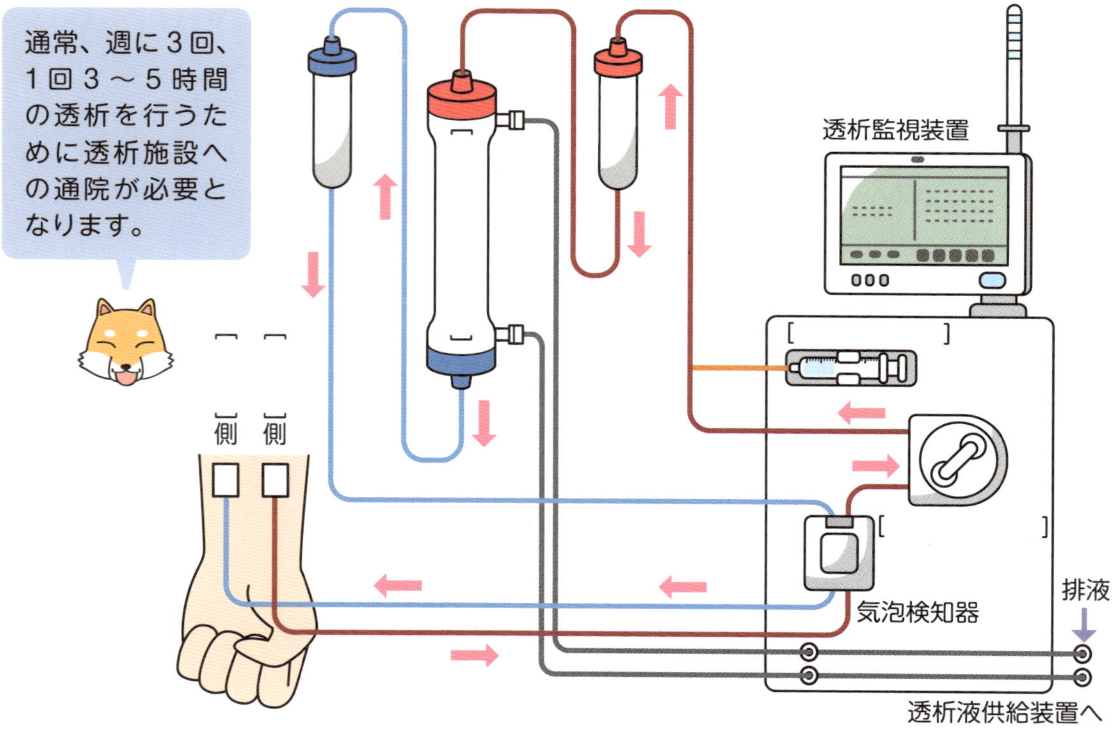

② 血液透析…2

習得のコツ 透析液を使用しない限外濾過による血液浄化方法を、図をみながら確認しよう。

[　　] に合う語を選んで書き込んでみよう！（2 度使う語があります）

大　中　小　ヘモ　血液　濾過　水分　除水　老廃物　補充液　水分除去
血液濾過　限外濾過　限外濾過圧

2 血液濾過《けつえきろか》（HF《エイチエフ》）

透析液を使用せず、[　　　　　　] フィルタ（[　　　] フィルタ）を用いて、[　　　] 側から [　　　] 側に圧力を加えて、不要な [　　　] や [　　　　] をを除去する方法です。除去した体液の代わりに [　　　　] を体内に補充します。

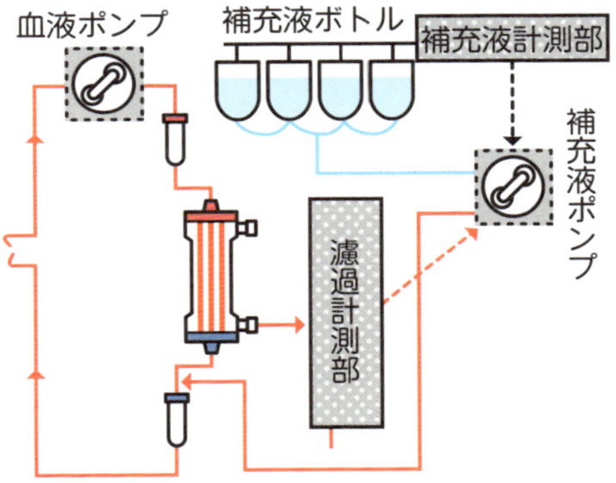

HF は血液透析（HD《エイチディー》）に比べ、[　] ～ [　] 分子量物質の溶質除去に優れていますが、[　] 分子量物質の除去には HD より劣るという特徴があります。また HF は、HD で血圧低下を起こしやすい人に適しています。

3 限外濾過法《げんがいろかほう》（ECUM《イーカム》）

HD も HF も行わず、[　　　　　　] フィルタから水分だけを除去する方法です。[　　　] だけを速やかに行いたい場合に有効です。ECUM は、フィルタに [　　　　　　] をかけて除水を行うため、透析液を使用せず、HD より多くの除水を行えます。

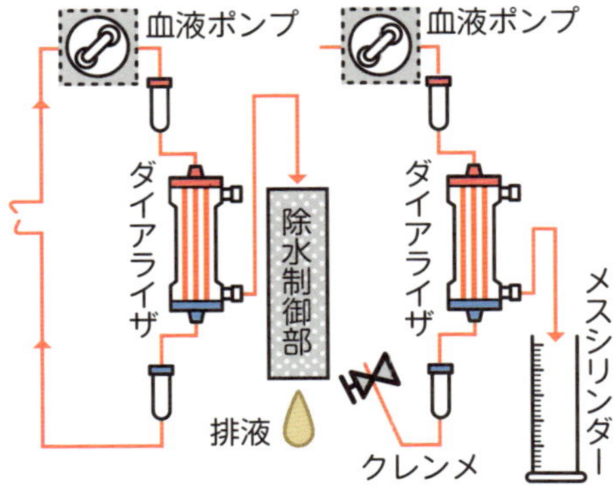

●ECUM の目的

うっ血性心不全や肺水腫などのリスクにより、通常の HD のみでは十分な治療ができない場合や、血圧低下などにより十分な [　　　] ができない場合など、[　　　　　] を主目的として用いられます。

② 血液透析…3

習得のコツ HD と HF を同時に実施する血液浄化療法（血液濾過透析）について理解しよう。

［　　］に合う語を選んで書き込んでみよう！（2 度使う語があります）
中　小　低く　高く　入口　出口　希釈　透析液　置換液　フィルタ　前希釈法
後希釈法　血液濃縮　ヘモダイアフィルタ

4 血液《けつえき》濾《ろ》過《か》透析《とうせき》（オンライン H D F《エイチディ-エフ》）

血液濾過透析は HD と HF を同時に実施する方法です。［　　］～［　　］まで幅広い分子量の溶質除去が可能です。臨床治療で主に使用されている HDF 療法は、［　　　　］を用いた方法です。オンライン HDF では［　　　　］を血液中に入れ希釈します。

- **置換液の注入場所の違い**：注入場所の違いで［　　　　　］（Pre-dilution）と［　　　　　］（Post-dilution）に分類されます。

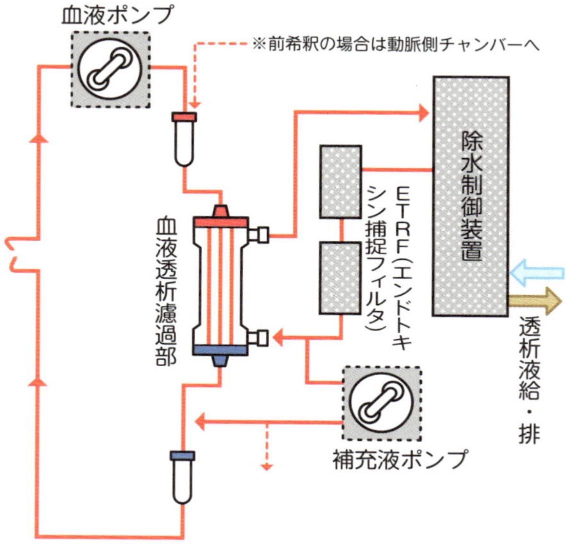

使用されるフィルタは、［　　　　　　　　　　］とよばれます。ダイアライザと間違えないように注意しよう！

①前希釈法（Pre-dilution）

血液浄化器（ヘモダイアフィルタ）の［　　　］側から置換液を注入して行います。

［　　　］側から置換液を注入すると、血液は［　　　］されるため、除去したい血中濃度が薄まり、除去効率が［　　　］なります。希釈してから除去を行うので、フィルタの目詰まりや［　　　　　］が起こりにくい利点があります。

②後希釈法（Post-dilution）

ヘモダイアフィルタの［　　　］側から置換液を注入して行います。

［　　　　　］を通してから置換液を注入するため、前希釈法に比べて除去効率が［　　　］なります。除去してから希釈を行うので、［　　　　　］などが起こりやすくなります。

オンライン HDF が透析室での治療の主流となっているので、とくに、しっかり覚えよう！

超入門編 治療法選択

③ 腹膜透析

習得のコツ 腹膜透析についての大まかな特徴をつかもう。

[　　]に合う語を選んで書き込んでみよう！（2度使う語があります）
外部　内部　拡散　腹膜　腹腔　水分　尿毒素　浸透圧　出口部　透析液
毛細血管　ダグラス窩

1 腹膜透析《ふくまくとうせき》（ＰＤ《ピーディー》）のしくみ

お腹の中には、腹膜という臓器を覆《おお》っている広い膜組織《まくそしき》があります。この膜に覆われている空間を［　　　］といいます。腹腔内に透析液を入れて一定時間貯留《ちょりゅう》すると、腹膜を介して血中の［　　　　］や［　　　］を透析液側に移動させることができます。十分に移動した時点で透析液を体外に取り出すことによって、血液浄化《けつえきじょうか》が行われます。

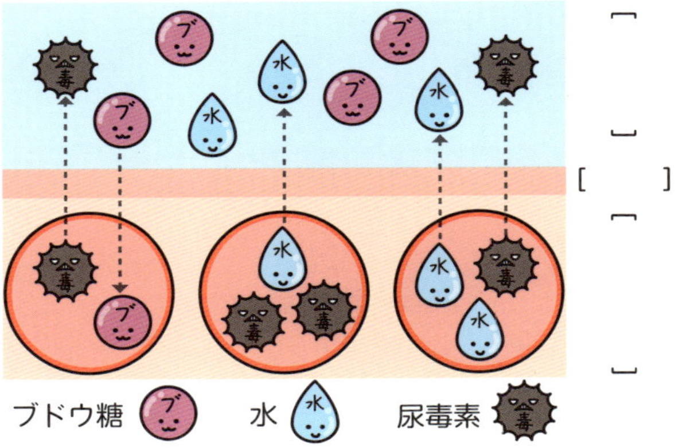

ブ
水
毒
［　　　］
［　　　］
［　　　］
ブドウ糖
水
尿毒素

血液より［　　　　］の高い透析液を注入することにより、血液中にある過剰な水分を透析液側に移動させて取り除くことができるのです。老廃物《ろうはいぶつ》は濃度の高いほうから低いほうに［　　　］する性質があるため、血液から透析液側に移動します。このように、［　　　　］と［　　　］という原理を利用して腹膜透析ができるのです。

●カテーテル留置

腹膜透析にはカテーテルを腹腔内に留置する手術が必要です。［　　　　　］の位置は患者さん自身が処置を行いやすい場所を選びます。

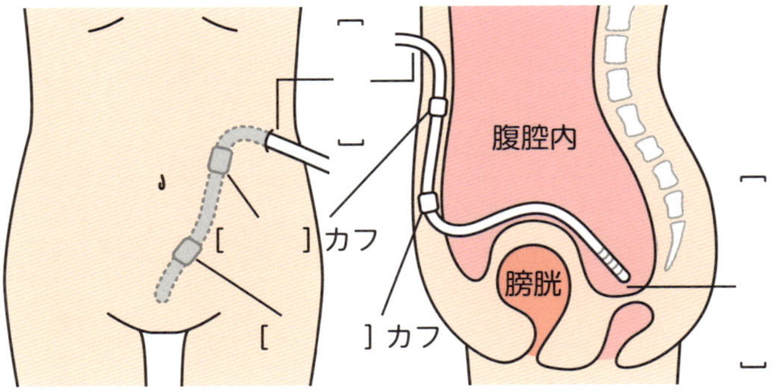

カフの位置と出口部の位置

④ 腎移植

習得のコツ 生体腎移植と献腎移植の違いを理解しよう。

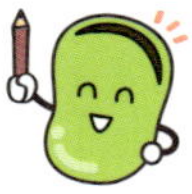

［　　］に合う語を選んで書き込んでみよう！（2 度使う語があります）
ドナー　脳死下　生着率　自発的　献腎移植　心停止後　レシピエント　生体腎移植

1 生体腎《せいたいじん》移《い》植《しょく》と献腎《けんじん》移《い》植《しょく》の違い

腎《じん》移《い》植《しょく》には、健康な人から臓器提供を受ける［　　　　　　　　］と亡くなった人から臓器提供を受ける［　　　　　　　］があります[2)]。腎臓を提供される人を［　　　　　　　　　］、腎臓を提供する人を［　　　　　　　］といいます。

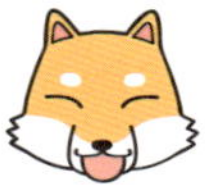

献腎移植のポイント（レシピエント候補者の優先順位）

各項目〔所在地（同一県内優先）、組織適合性（ヒト白血球抗原）、待機日数（長期間優先）、未成年者（20 歳未満優先）〕について計算し、合計ポイントが高い順に候補者に選ばれます。

2 生体腎移植

ドナーの提供《ていきょう》意思《いし》が［　　　　　］で、臓器提供後も健康な状態を維持できることが必須条件です。それらの条件を満たしたうえで、生体腎移植は行われます[2)]。腎摘出《じんてきしゅつ》から移植までの阻血時間《そけつじかん》が短いため、移植腎《いしょくじん》の［　　　　　］は献腎移植と比べて良好です。

3 献腎移植

献腎移植は、［　　　　　　　］または［　　　　　　］での臓器提供の２通りで、［　　　　　］が極めて少ないのが現状です。移植希望の登録を行い腎提供があった場合、上記の合計ポイントが高い順にレシピエント候補に選定されます。

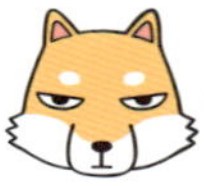

献腎移植の平均待機年数は約 15 年と、なかなか移植の機会には恵まれないのが実情です。

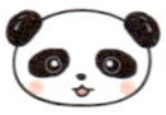

献腎移植手術を長い期間待ち続けている、患者さんの気持ちを考えてみよう。

サイコネフロロジー：腎不全患者に「心の処方箋」を届けよう

もしあなたが「透析が必要です」と言われたらどうしますか？　体の問題はもちろんですが、「治療が一生続くのか」「旅行には行けるのか」「仕事はどうなるのか」などといった心理的や社会的な不安のほうが大きいと思います。

「串刺しの心と書いて患者です」これは緩和ケアの患者川柳ですが、腎不全患者にも当てはまる心境ではないでしょうか。サイコネフロロジーとは「Psycho《サイコ》（精神・心理）＋Nephrology《ネフロロジー》（腎臓病学）」という意味があり、腎疾患の患者さん、家族、およびその医療にかかわる人の「こころ」を扱う学問のことです。でも「サイコネフロロジーって何をすればいいの？」と思う方が多いのではないでしょうか。患者さんの心を看るためには、患者さんとの信頼関係を構築することが重要です。そのための“最初の一歩”は、患者さんと良好なコミュニケーションをとることです。特別な「何かをしなくては」と思いがちですが、まずは、笑顔で挨拶し、患者さんに寄り添い、患者さんの話を聴くこと（傾聴）からはじめてみましょう。どこで生まれて、どのような環境で育ってきたのか、好きな食べ物、好きなファッション、好きな文学や音楽などを尋ねてみるとよいと思います。誠実に対応する傾聴は「不安や悩みを話してもよい人」という安心感を与えます。「患者さんが今まで何を大切に生きてきたのか、これから何を大切に生きていきたいと思っているのか」といったことを知ることが「心のケア」に繋がっていきます。

日々の何気ない会話の中に患者さんの思いが隠れていることがたくさんあると思います。肩の力を抜いて自身の五感を用いて、患者さんの「心の声」を引き出し、患者さんとの距離が縮まるよう努めてみましょう。

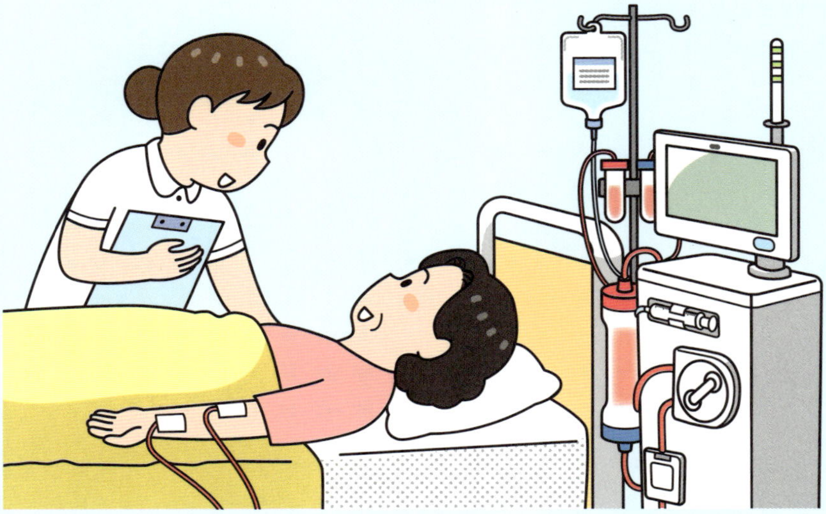

日本サイコネフロロジー学会のHP（https://www.jspn-ndt.com/about/greeting/）もみてみよう！

入門編　比べてみよう腎臓の働きと仕組み

① 腎臓の構造と働き

習得のコツ 透析療法を理解するには、まず腎臓の解剖・構造・働きなどを知ることが大切です。

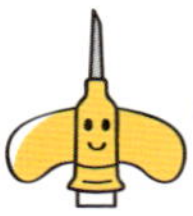

[　　] に合う語を選んで書き込んでみよう！（2 度使う語があります）
1.2　1.5　120　150　原尿　腎門　尿管　腎動脈　腎静脈　腎小体　糸球体
尿細管　再吸収　ネフロン

1 腎臓（尿生成《にょうせいせい》）の仕組み[1)]

- 腎臓は、後腹膜腔にあり、左右に 1 個ずつあります。腎臓のへこんだ部分を [　　　] といい、腹部《ふくぶ》大動脈《だいどうみゃく》から枝分かれした [　　　　] から大量の血液が腎臓内に送り込まれ、[　　　　] から下大静脈《かだいじょうみゃく》に戻る仕組みになっています。腎動脈から腎臓に流れ込んだ血液は [　　　　] に入り、ここで濾過《ろか》されます。糸球体はボウマン囊とよばれる袋に包まれており、尿はボウマン囊から [　　　　] を通って腎盂《じんう》へ送られます。血液は [　　　　] から腎静脈に送られます。
- 腎臓の最小単位は [　　　　　] とよばれ、糸球体とボウマン囊からなる [　　　　]、それに連なる尿細管（近位《きんい》尿細管《にょうさいかん》、ヘンレ係蹄《けいてい》、遠位《えんい》尿細管《にょうさいかん》）、それらを取り巻く血管系で構成されています。糸球体によって限外濾過《げんがいろか》された尿は [　　　] とよばれ、尿細管を通過する過程で [　　　　] ・分泌が行われます。

腎臓の重さは 1 個あたり約 [　　　] ～ [　　　] g 程度。

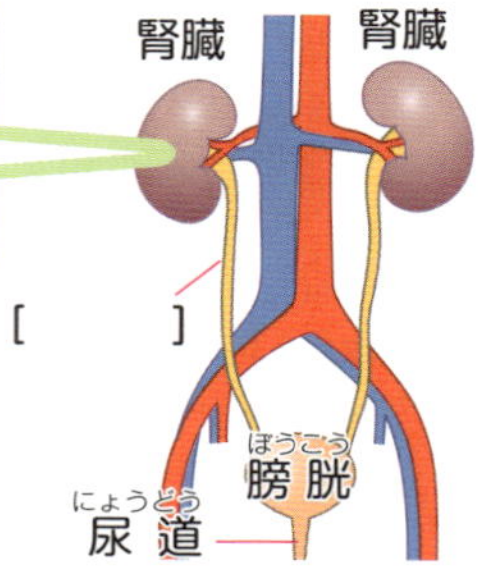

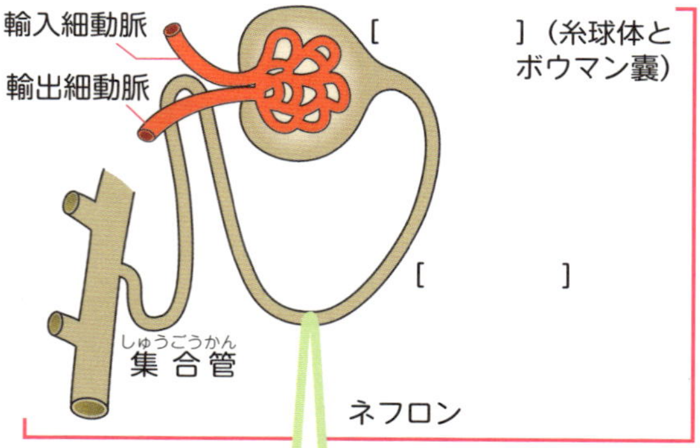

腎臓（尿生成）の仕組み[1)] を参考に作成

原尿は 1 日に約 [　　　] ～ [　　　] L 生成される。再吸収・分泌が行われた最終尿は、[　　　] ～ [　　　] L/ 日となり排尿される。

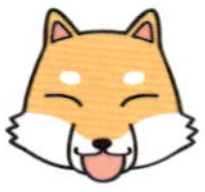

腎臓の主な働きは、体液量や電解質バランスを調整し、血液をきれいにすることです。腎臓は体の「フィルター」として働き、尿を作ることで不要な物質や余分な水分を取り除く役割を担っています。

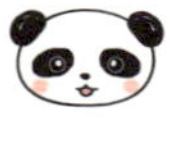

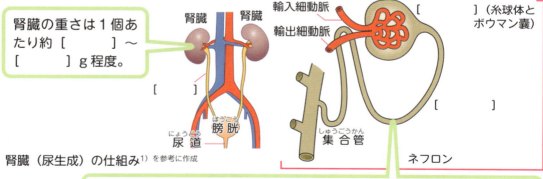

腎臓の構造や尿生成の仕組みを図で確認しながら、腎臓の解剖生理を覚えよう！

② 透析の原理と働き…1

習得のコツ 透析の原理がわからないときは、臨床工学技士に聞くと、わかりやすく教えてもらえますよ。

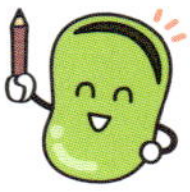

[　　] に合う語を選んで書き込んでみよう！（2 度使う語があります）
高い　低い　血液　圧力　陰圧　陽圧　除水　電解質　透析液　重炭酸イオン

1 透析の原理 1（拡散《かくさん》）[2]

- 半透膜《はんとうまく》を介して血液と透析液が接することにより、血液中の尿毒素《にょうどくそ》や余分な水分を透析液に移動させ、不足している物質を補う治療が透析です。
- 拡散は、濃度の異なる溶液が混じり合って均一になろうとする現象です。透析では半透膜（ダイアライザまたは腹膜）を介して血液と透析液が接しており、膜の細孔《さいこう》を通過できる物質は、濃度の [　　　] ほうから [　　　] ほうへ移動します。拡散の効果を最大限に生かせるように、血液と透析液は、逆向きの向流《こうりゅう》になるように流入させます。
- 透析では、濃度の [　　　] 血液中のクレアチニン、尿素窒素《にょうそちっそ》、カリウム、尿毒素などが透《とう》析膜《せきまく》を介して [　　　] に移動します。透析液に多く含まれる [　　　　　　] は、逆に透析液から [　　　] に補われます。

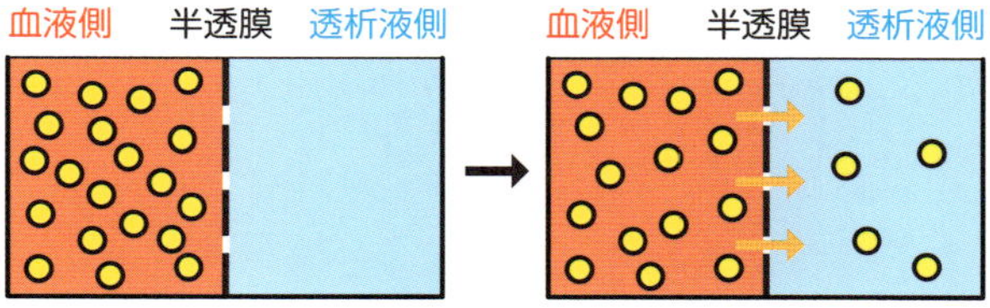

2 透析の原理 2（限外濾過《げんがいろか》）[2]

- 限外濾過は、機械的に膜の両側に [　　　] をかけ、血液中の水分を透析液に移動させる方法です。透析では血液側の圧力を高くする [　　　] と透析液側の圧を低くする [　　　] があり、血液側と透析液側の間に圧力差が生じて、[　　　] 側から [　　　] 側に水分が移動します。この方法により [　　　] が行われ、水分以外にも孔《あな》を通り抜けることができる [　　　] などもいっしょに透析液側に出てきます。

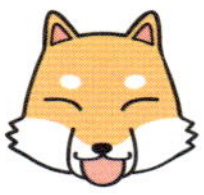

拡散の力は「濃度差があるほど」、限外濾過の力は「静脈圧を上げるほど」、強くなります。

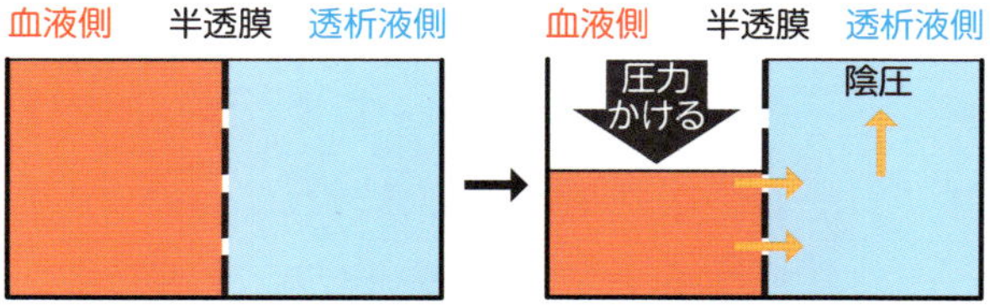

血液透析では、取り除きたい物質が血液側から透析液側に拡散することと、透析液側に陰圧をかけて、血液側から透析液側に限外濾過していることを理解しよう。

② 透析の原理と働き…2

習得のコツ ダイアライザは重さでウエットかドライかタイプがわかるよ。実際に触ってみよう！

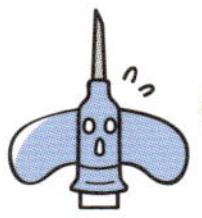

[　　] に合う語を選んで書き込んでみよう！（2度使う語があります）
中空糸　重炭酸　電解質　老廃物　動脈側　静脈側　半透膜　ドライ　カリウム
ウエット　マグネシウム　ハウジング

3 ダイアライザ

血液透析は、ダイアライザの［　　　　　］を介して物質交換を行います。血液中の老廃物《ろうはいぶつ》を透析液中に移行し、透析液中から血液中に［　　　　　］の補充を行います。

4 ダイアライザの構造 2)

形状には中空《ちゅうくう》糸《し》型《がた》と積層型《せきそうがた》があります。中空糸型は、ハウジング（プラスチック製の円筒《えんとう》）の中に極細繊維の［　　　　　］が約8,000〜10,000本束ねられています。滅菌水《めっきんすい》が充塡《じゅうてん》されている［　　　　　］タイプ、充塡液が含まれていない［　　　　　］タイプがあります。

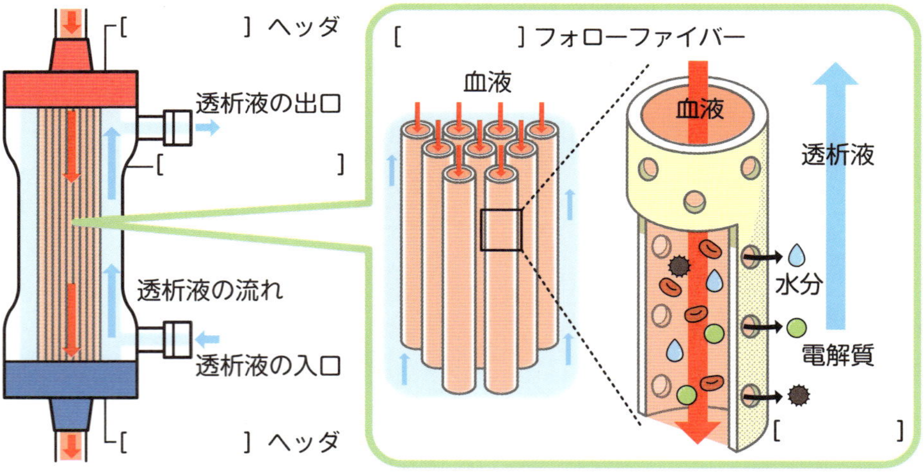

5 透析液

液タイプと粉末タイプがあります。A原液にはナトリウム、［　　　　　　　］、カルシウム、［　　　　　］、クロール、ブドウ糖、B原液には［　　　　　］の電解質が含まれています。カルシウム濃度の違いで製品の種類も異なります。

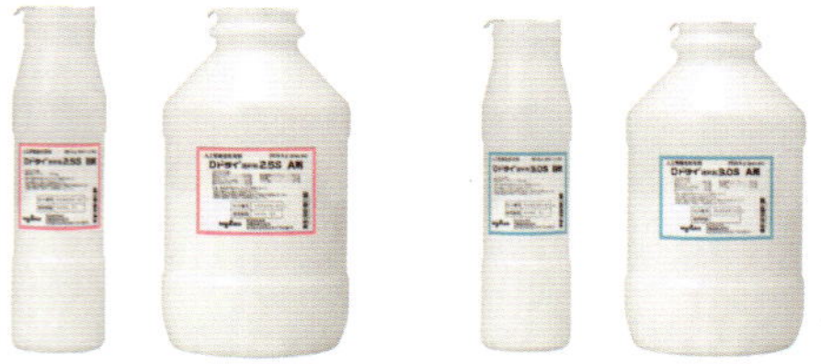

Dドライ透析剤2.5S　　Dドライ透析剤3.0S
（日機装株式会社の製品写真より許可を得て転載）

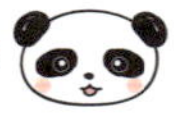

透析液に含まれている電解質の組成は、メーカーごとにやや異なりますが、組成を確認して「何が含まれていて、原液がAとBに分かれている」理由を考えてみよう。

③ 老廃物を排泄する

習得のコツ 尿毒素とは尿毒症状をひき起こす物質の総称です。何があるか調べておこう。

[　　] に合う語を選んで書き込んでみよう！（2 度使う語があります）
尿　薬剤　水分　蓄積　毒素　高め　上昇　体外　重金属　再吸収　尿細管　糸球体

1 老廃物《ろうはいぶつ》の排泄

腎臓は、血液を濾過して体に不要な老廃物や [　　　]、[　　　] や塩分を体の外に [　　] として排泄します。腎臓が正常に働いていると、体に不要な老廃物と毒素は排出され、必要な成分や水分は体内に [　　　　　] されます。しかし、腎不全になると [　　　　　] でうまく濾過できなくなり、老廃物や毒素が体内に [　　　] されてしまい、また必要な物質も [　　　　　] されることなく [　　　] へ排出されてしまいます。

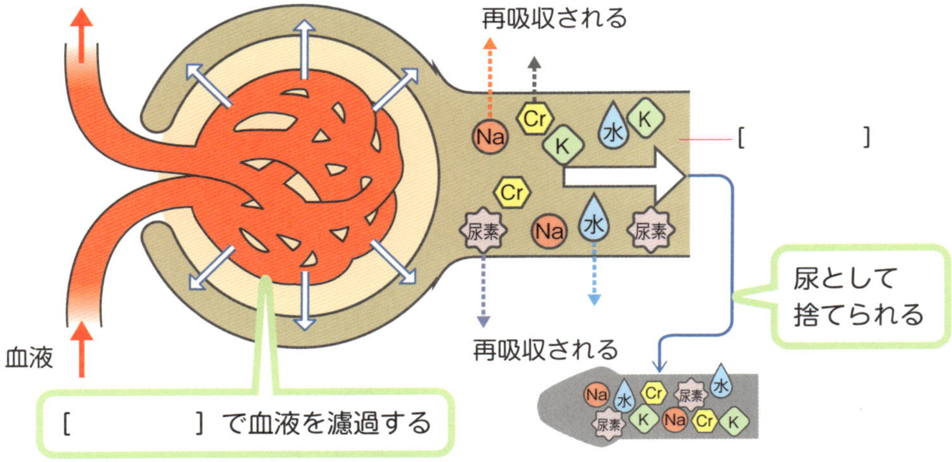

腎臓の働き

覚えておきたいポイント

- **尿量が減少するとどういう状態になるのか？**：尿毒素、不要 [　　　　　]、[　　　]、有害物質などが排泄できない状態になります。
- **クレアチニン（Cr）と透析量の関係**：おもに骨格筋でクレアチンからクレアチニンが生成され、この産生量は総筋肉量に比例するため、筋肉の多い人ほど [　　　] になります。クレアチニン濃度が [　　　] するほど透析量が不十分といえるため、十分な透析量を確保する必要があります。

④ 血液の酸塩基平衡を調整する

習得のコツ 尿中の水素イオン排泄と呼気中の二酸化炭素排出を理解しよう。

[　　] に合う語を選んで書き込んでみよう！（2 度使う語があります）

透析　酸性　栄養　過呼吸　酸性化　重炭酸　たんぱく質　弱アルカリ性
水素イオン　二酸化炭素　代謝性アシドーシス

1 血液の酸塩《さんえん》基《き》平衡《へいこう》

血液の酸塩基平衡は pH《ペーハー》 が 7.4 で、[　　　　　　] に保たれています。これは生体の緩衝系《かんしょうけい》の働きで、おもに重炭酸系《じゅうたんさんけい》と非重炭酸系に分かれます。[　　　　] 系は肺と腎臓が大きな役割をしています。肺は [　　　　　　] を排泄し、腎臓は [　　　　　　] を排泄することで血液の [　　　　] を防いでいます。腎臓の障害により水素イオンが排泄されないと、血液が酸性に傾き [　　　　　　　　　] になります。

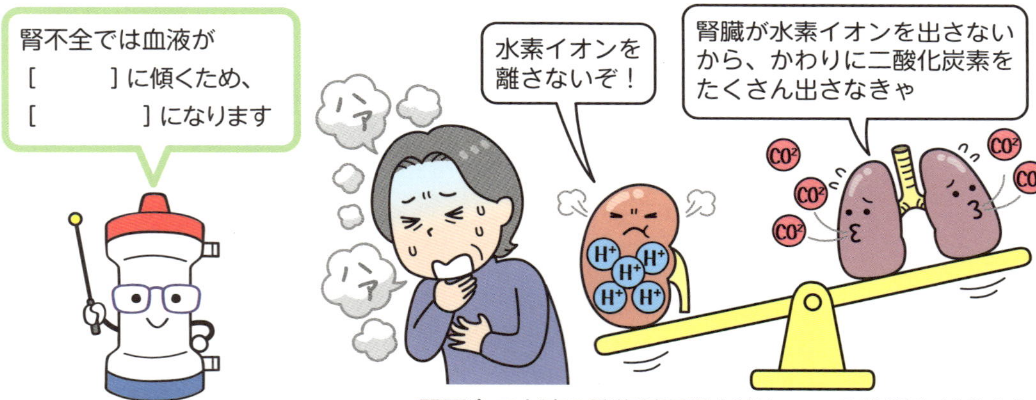
腎不全では血液が
[　　　] に傾くため、
[　　　　] になります
水素イオンを
離さないぞ！
腎臓が水素イオンを出さない
から、かわりに二酸化炭素を
たくさん出さなきゃ
ハア
ハア
H+
CO2

腎不全で血液の酸塩基平衡が崩れている状態[3]を参考に作成

覚えておきたいポイント

- **透析でも血液が弱アルカリ性に保たれる理由**：透析液の中には緩衝剤《かんしょうざい》が含まれており、それらが拡散《かくさん》することにより、[　　　　　　　] に血液が保たれています。
- **代謝性アシドーシスの原因**：[　　　　] 不足、下痢、[　　　] 不良、[　　　　　　] の摂り過ぎがあります。

 血液の酸塩基平衡の調整は難しい分野です。先輩に教えてもらいながら少しずつ覚えよう。

5 血液をつくる働きを助ける

習得のコツ 基本的な病態を理解し、貧血になる原因を調べてみよう。

[　　] に合う語を選んで書き込んでみよう！
貧血　糖蛋白　赤血球　血清鉄　腎性貧血　フェリチン　エリスロポエチン

1 エリスロポエチンの分泌と腎性貧血《じんせいひんけつ》

腎不全では、造血ホルモンである [　　　　　　　　　　] (EPO《エポ》) が産生されず、骨《こつ》髄《ずい》への造血《ぞうけつ》刺《し》激《げき》がなくなり [　　　] を引き起こします。これを [　　　　　　] といいます。EPO は [　　　　　] であり、糖《とう》鎖《さ》(単糖が鎖のようにつながってできている物質) が多いほど半減期が長くなります。腎臓より適切な EPO 分泌が行われると、EPO が骨髄造血《こつずいぞうけつ》細胞《さいぼう》を刺激し、[　　　　　] がつくられます。

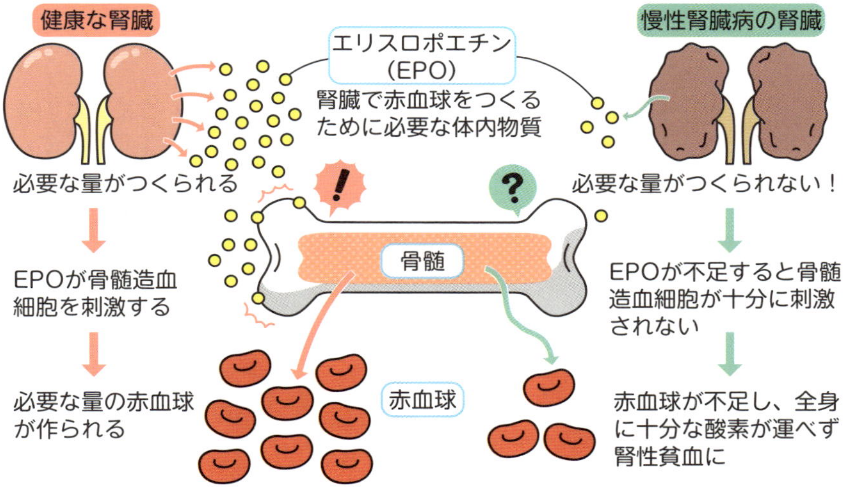

腎性貧血の薬物治療のポイント

- 腎性貧血は進行するまで無《む》症状《しょうじょう》です。治療には、注射薬である赤血球造血刺激因子製剤 (ESA)、経口薬である低酸素誘導因子 - プロリン水酸素化酵素 (HIF-PH) 阻害薬などが用いられます (p.49「3貧血を改善する薬」参照)。
- 鉄不足が原因となる場合があるので、[　　　　　] や [　　　　　　　　] などを測定し、適切に鉄剤を投与する必要があります。なお、貧血には腎性貧血以外の原因もあるので注意しましょう。

⑥ 活性型ビタミン D の働き、血圧の調整

習得のコツ 副甲状腺の働きと骨代謝、血圧調整機能を理解しよう！

[　　] に合う語を選んで書き込んでみよう！（2 度使う語があります）

肝臓　骨折　尿中　リン　上昇　水分量　無症状　高血圧　腎不全　ナトリウム　カルシウム　ドライウエイト　副甲状腺ホルモン　活性型ビタミンD

1 ビタミン D の働き

食事から得た [　　　　　　] を小腸《しょうちょう》で吸収し、骨に沈着させるには、活性型ビタミン D が不可欠です。活性型ビタミン D は、血液中の Ca 濃度の調節にも関係します。腎臓は、[　　　] で変化したビタミン D を活性化させる機能をもちますが、腎不全になると活性化されずに Ca の吸収が阻害《そがい》されて骨がもろくなります。初期は [　　　　] で、進行すると [　　　] しやすくなります。[　　　　　　　　] の低下や低 Ca 血症は、[　　　　　　　　] の分泌を促し、二次性副甲状腺機能亢進症《にじせいふくこうじょうせんきのうこうしんしょう》を引き起こします。[　　　　] では、活性型ビタミン D_3 製剤が必要です。

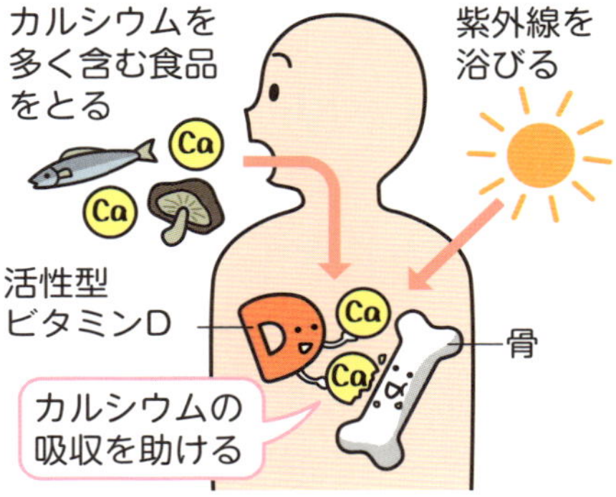

観察のポイント

- 血中 [　　　　　　　] ・ [　　　] 濃度を確認し、注意することが重要です。

2 血圧の調整

腎臓の糸球体《しきゅうたい》のわきにある傍糸球体細胞《ぼうしきゅうたいさいぼう》から、レニンというホルモンが分泌されます。レニンは血管を収縮させて血圧を [　　　] させる働きがあり、血圧が低下すると尿細管《にゅうさいかん》で [　　　　　　　] の再吸収を促し、[　　　　　] を増やして血圧を [　　　] させます。腎臓が正常に働いていると、食塩を摂取しても水分とともに [　　　] に排泄され、血圧が適切に保たれます。腎不全になるとレニンが過剰に分泌されて、[　　　　] になります。

患者指導のポイント

- 適切な [　　　　　　　　　　] の設定や体重管理、血圧測定し記録する習慣を身につけることができるように指導することが重要です。

「患者さんの体重増加は適切」か、血圧の変動も併せて観察してみよう！

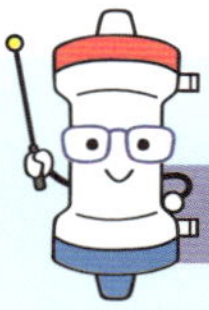

在宅血液透析（HHD）という選択肢

透析療法が必要になり血液透析治療に通院されるようになった患者さんは、さまざまなものを犠牲にして生活することを余儀なくされます。仕事や学業、家事など、通院に合わせて時間調整が必要です。さらに、過疎地など透析医療機関から離れた地域に居住している場合は、通院時間も必要になります。また、施設透析は集団で治療を行うことから、患者さん同士がトラブルになることもあります。コロナ禍《か》では透析施設のクラスターも問題になりました。

そんな透析治療も、自宅で在宅血液透析（HHD）を行うことができれば、多くの困難や問題が解決できます。自宅で自分専用の透析装置を用いて治療するということは、透析回数や治療時間も自分の都合で決めることができるので、さらに自由度が広がります。自由度について別の見方をすると、透析量を自由に設定できることから、十分な透析量が得られ、合併症のリスクも少なくなり、内服薬も減らせます。

このような大きなメリットがあっても、在宅血液透析はなかなか普及しないのが現状です。対応施設がない県も少数存在します（2024 年 12 月現在）。やはりそれは、自己穿刺や透析機械の操作を自分で行うこと以外に、介助者が必要なことが大きな壁となっています。日本在宅血液透析学会では、HHD を全ての都道府県で選択できるように啓発活動を行い、また介助者なしでも行えるよう先端技術を応用した研究を行うなど、検討を続けています。これまでは社会復帰のための治療と位置付けられていましたが、加速する高齢化社会において通院困難者などへも在宅治療を行う手段の一つと考え、あくまで私見ですが法整備を含めた取り組みが必要と考えます。

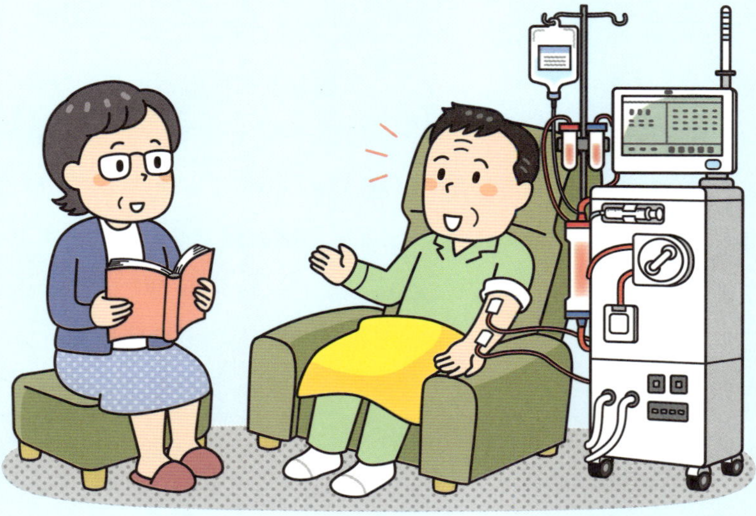

基礎編　透析装置と血液浄化療法のキホンを理解する

① 水処理装置・透析液溶解装置・透析液供給装置

習得のコツ 実際の装置は複雑なので、装置のフローチャートなどを見て覚えると理解しやすいです。

［　　］に合う語を選んで書き込んでみよう！（2 度使う語があります）
A液　B液　希釈水　重炭酸　溶解装置　供給装置　ROタンク　カルシウム
マグネシウム　紫外線殺菌灯　活性炭フィルター　プレフィルター

1 水処理《みずしょり》から供給まで

透析に使用する水は、水処理装置を用いて、水処理工程で高度清浄化《こうどせいじょうか》する必要があります。

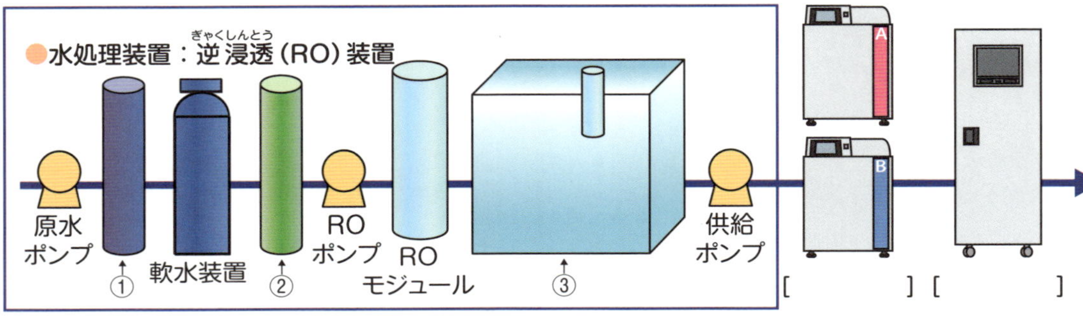

透析用水中の不純物が透析膜を介して体内に入ると、有害作用を生じることがあります。

原水からポンプにて送り出された水は、はじめに①［　　　　　　　　　］を通り、ゴミや鉄さびなどの固形微粒子《こけいびりゅうし》を除去します。次に軟水装置にて陽イオンを除去し軟水にします。その後、②［　　　　　　　　　］を通って残留塩素、クロラミンなどを除去し、RO 膜を通り、③［　　　　　　］内に一時的に貯留します。タンク内は菌の増殖を防ぐために［　　　　　　　　］で殺菌を行い管理しています。装置内で生成された処理水は、［　　　　　］、［　　　　　］に送られます。溶解装置では、生成された RO 水にて透析液を精製します。溶解装置で精製された透析液は、供給装置内で、［　　　］：［　　　］：［　　　　］を 1：1.26：32.74 などの比率で希釈混合《きしゃくこんごう》し、濃度管理を行い、送液します。

覚えておきたいポイント（透析液の原液が 2 種類ある理由）

- 透析液の原液は A 剤、B 剤の 2 種類があり、2 種類に分けてあるのは、同剤にすると［　　　　］と［　　　　　　］や［　　　　　　　］が炭酸塩を形成して沈殿しやすくなってしまうからです。

塩素が序盤で除去されてしまうと菌が繁殖しやすい環境となるなど、工程の順序には意味があります。

② 透析用監視装置（個人用・多人数用透析監視装置）…1

習得のコツ 個人用装置は、注入ラインや薬液ボトルなど多人数用とは異なる箇所があります。

[　　] に合う語を選んで書き込んでみよう！
洗浄　A原液　B原液　RO水　処方透析　原液注入ライン

1 個《こ》人用《じんよう》透析《とうせき》監《かん》視《し》装《そう》置《ち》

個人用透析監視装置は、透析室以外、患者搬送の困難なICUや病棟、在宅血液透析時に、ベッドサイドに装置を設置し使用します。透析液作製機構が個々の装置にあるため、単独運転が可能で、患者個々の病態に合わせた［　　　　　］が行えます。透析液の精製《せいせい》のため、装置ごとに［　　　　］、［　　　　］、［　　　　］が必要となります。

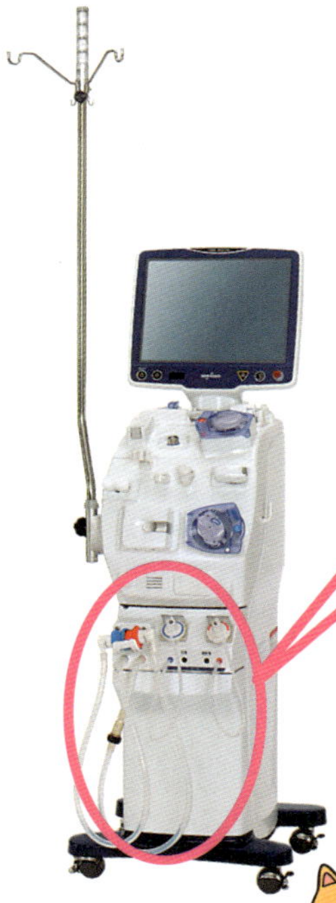

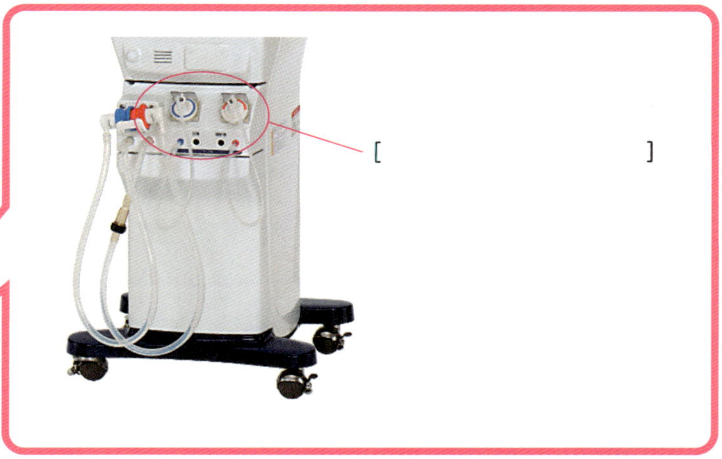

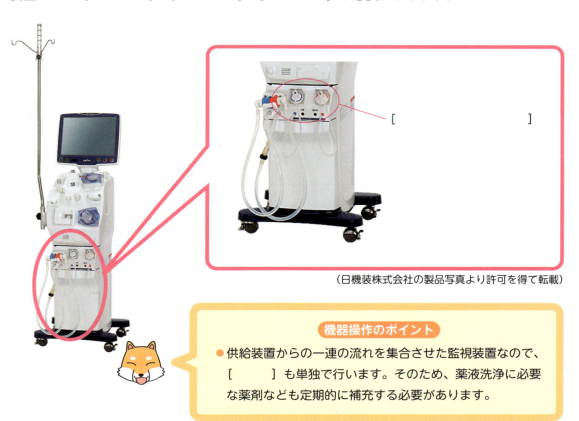

（日機装株式会社の製品写真より許可を得て転載）

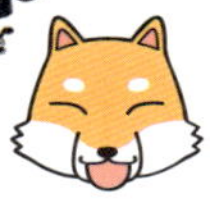

機器操作のポイント

- 供給装置からの一連の流れを集合させた監視装置なので、［　　　］も単独で行います。そのため、薬液洗浄に必要な薬剤なども定期的に補充する必要があります。

② 透析用監視装置（個人用・多人数用透析監視装置）…2

習得のコツ 先輩スタッフの操作を観察しよう。停止中の装置より治療中の動作を見るほうが覚えやすいです。

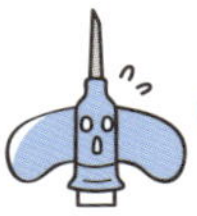

[　] に合う語を選んで書き込んでみよう！
濃度　表示灯　カプラ　血液ポンプ　気泡検知器　液晶モニター
血液ポンプスイッチ

2 多人数用透析監視装置

わが国では、多人数用透析監視装置が主流です。多人数用透析液供給装置から透析液を供給し治療や操作を行うため、すべての患者が同じ [　　] で設定された透析液で治療を行います。

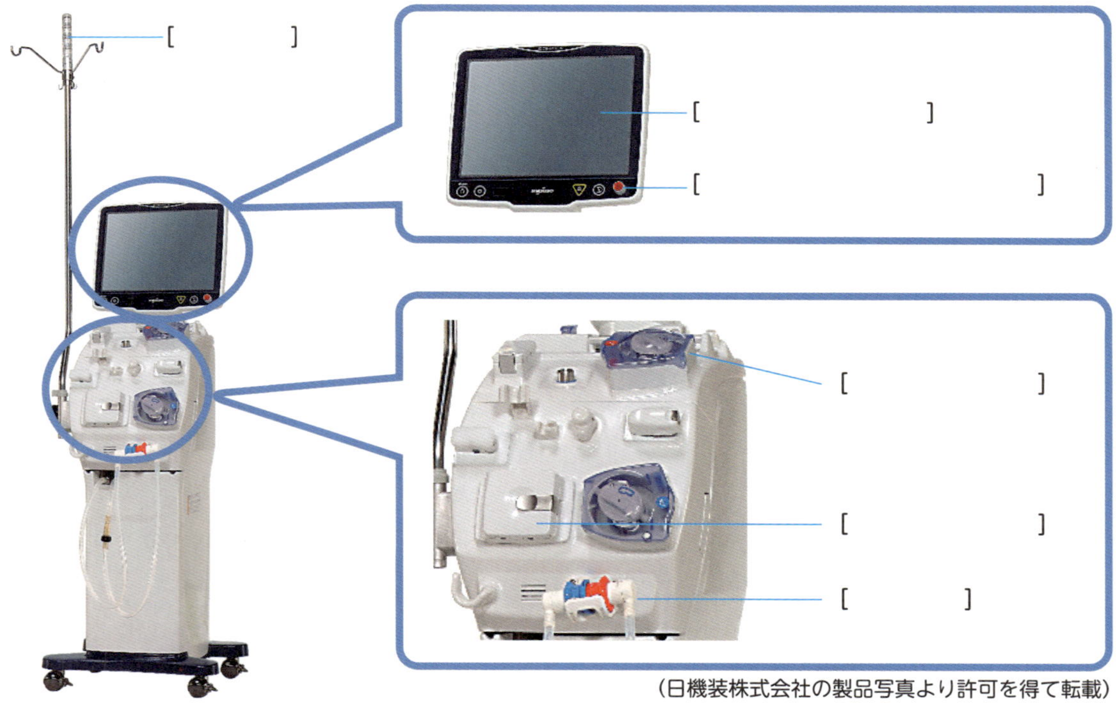

（日機装株式会社の製品写真より許可を得て転載）

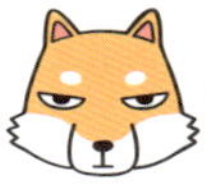

透析液の清浄化を保つためにも、カプラをダイアライザに接続するときは、絶対に不潔にならないように注意しましょう。

メーカーによって、上記の写真とは装置の各部位の配置は異なりますが、操作しやすいように、基本的部位や色分けなどは、同じになるように表示されています。

③ シャント（バスキュラーアクセス）…1

習得のコツ バスキュラーアクセスを理解するには、血管の解剖も併せて理解することが基本となります。

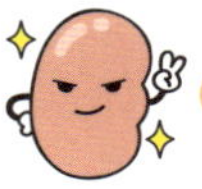

血流の方向を確認しながら、[ ]に合う動静脈の語を選んで書き込もう！
上腕動脈　橈骨動脈　尺骨動脈　上腕静脈　上腕橈側皮静脈
上腕尺側皮静脈　前腕橈側皮静脈　前腕尺側皮静脈　腋窩静脈

1 バスキュラーアクセス（VA）の目的

　血液透析では、少なくとも1分間に約200mLの血液を一度、体の外へ出して（脱血）血液を浄化し、体内に戻すこと（返血）が必要です。そのためには、血流量の豊富な血管を確保し、血液の「取り出し口」と「戻し口」が必要となり、腕（利き腕ではないほうを選ぶことが多い）の血管にシャント（短絡路）を造設します。これを「バスキュラーアクセス」といいます。

2 血液の流れとバスキュラーアクセス造設に用いられる動静脈

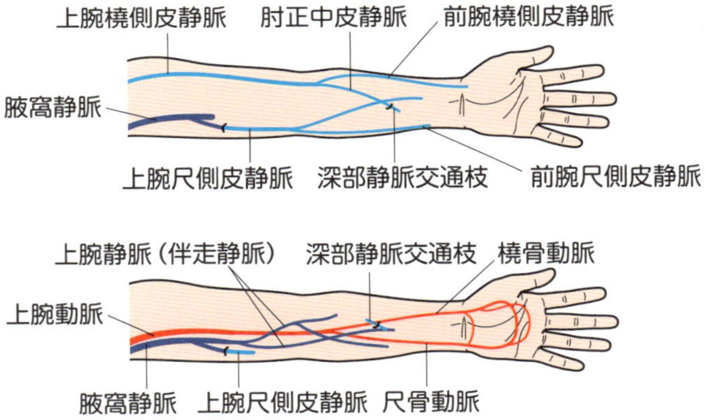

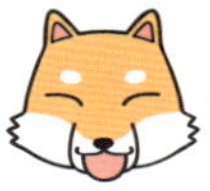

必要な血液流量（約200mL/分）を確保するには、動脈と静脈を縫い合わせてつなぎ、動脈から直接静脈に血流を流すVAをつくります。

● バスキュラーアクセス造設に用いられる上肢の動静脈の名称[1]より

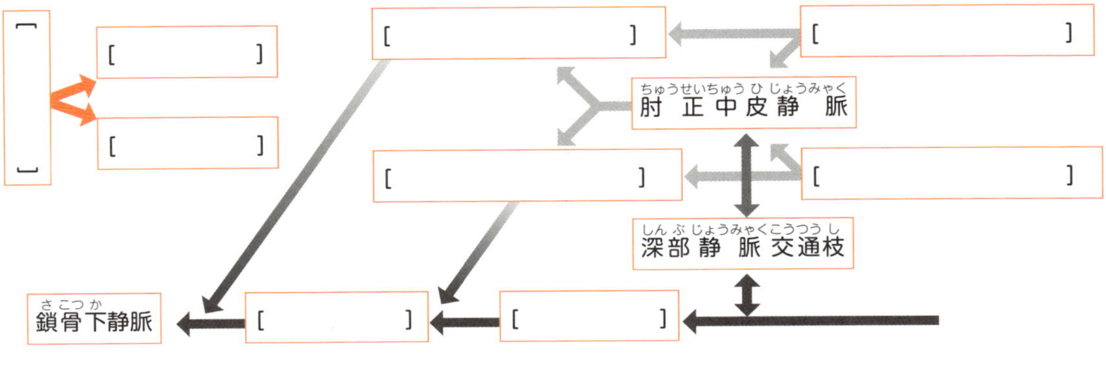

少し難しいけど、血液の流れに沿って図式化することで、より理解が深まりますよ。

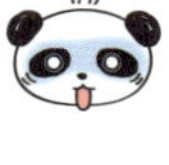

③シャント（バスキュラーアクセス）…2

習得のコツ 基幹となる血管の走行を知ることが、アクセスの観察をする際にとても役に立ちます。

［　　］に合う語を選んで書き込んでみよう！（2度使う語があります）
AVF　動脈　静脈　左室　表在化　人工血管　第一選択

3 バスキュラーアクセス（VA）の種類と特徴

シャント手術は局所麻酔下に血管と血管を縫い合わせる細かい手術です。一般に手術後1〜2週間くらいで透析治療に使えるようになります。手術でつくるVAは大きく分けてAVF《エーヴィエフ》(自《じ》己《こ》血《けっ》管《かん》使《し》用《よう》皮《ひ》下《か》動《どう》静《じょう》脈《みゃく》瘻《ろう》)、AVG《エーヴイジー》（人《じん》工《こう》血《けっ》管《かん》使《し》用《よう》皮《ひ》下《か》動《どう》静《じょう》脈《みゃく》瘻《ろう》）の2つがあります。

●AVF：自己血管使用皮下動静脈瘻

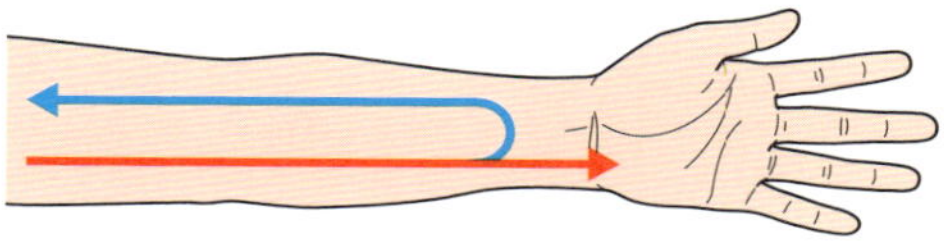

●AVG：人工血管使用皮下動静脈瘻

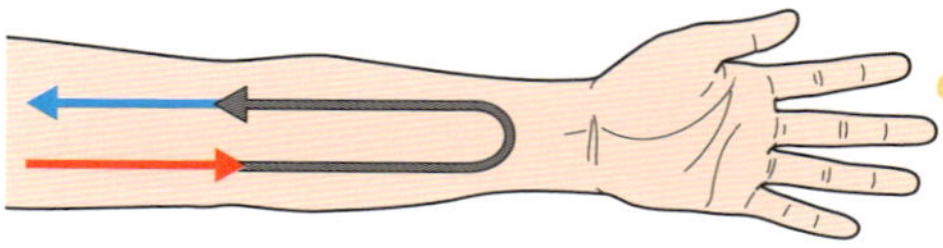

動脈の［表 在 化］

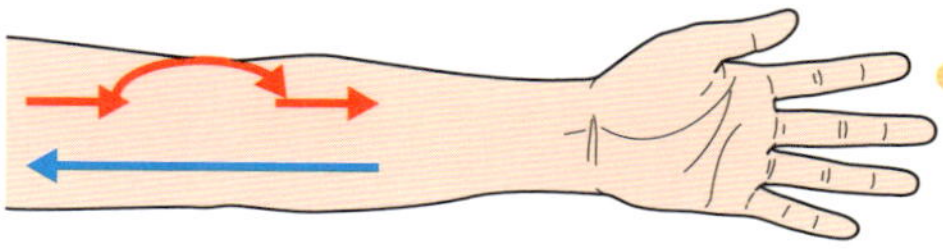

AVFのポイント

- VA作成の［　　　　　］となります。動脈と静脈をつなぎ合わせて、直接［　　　］の血液が［　　　］に流れるようにします。
- できる限り利き腕と反対に作成しますが、患者の生活背景や全身状態などを総合的に判断して決めます。

AVGのポイント

- ［　　　　　（グラフト）］を移植して自己血管とつなげます。「［　　　　］の作製が困難な人」「心臓の機能上シャントの心負荷に耐え得る人」「末梢循環不全を起こしていない人」に適応されます。
- 植え込み形態は、ストレート型、カーブ型、ループ型と穿刺しやすい形態を選びます。

シャント手術ができない場合の対応のポイント

- 心機能が悪い人（［　　　］駆出率：EF30〜40%以下）はシャント手術ができません。AVFを作製するのに適切な［　　　］が存在しない人に、上腕の深部にある動脈を皮膚のすぐ下に持ち上げる手術を行います。

VAの走行は患者さんごとに異なります。しっかり走行を確認しておこう。

④ 透析条件の設定

習得のコツ 同じような表記のダイアライザがあるので、間違えないように注意しよう。

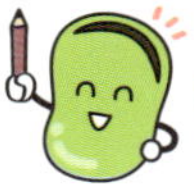

[　] に合う語を選んで書き込んでみよう！
4　200　300　500　長く　少なく　除水量　血圧低下　ダイアライザ

1 透析条件の設定方法

　患者の年齢、体格、透析歴などに合わせて、[　　　　　　] の面積、材質を選定します。膜面積は 0.9〜3.0m² と小面積から大面積まであり、面積が大きくなるほど除去効率が増し、体外循環量も増えます。また、膜も複数あり、素材ごとに特徴があります。

● **ドライウエイト**：体液量が適正で、透析中に過度の [　　　　　] を生じることなく、かつ長期的にも心血管系への負担が少ないと定義される透析終了時の体重です。

● **透析時間**：一般的に一回の透析あたり [　] 〜5時間です。患者の状態や治療条件によっては、6時間以上の場合もあります。

● **透析監視装置の設定画面**

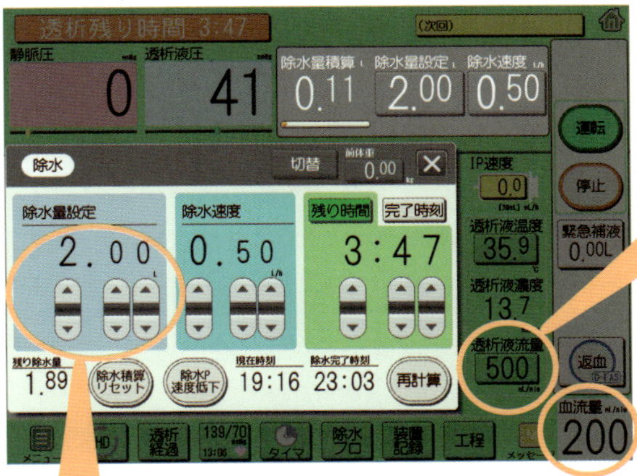

● **透析液流量**：透析装置から送り出される透析液の流量を示し、血液と逆向きに流すことで、濃度差をつくり拡散の効果を生かします。一般的には、[　　　] mL/分で設定されます。

● **除水量**：一回の透析で血液を介して体内から除去する水分量を示します。基礎体重から増加した量が [　　　　] となります。除水量が多いときには、透析時間を [　　　] し、時間当たりの除水を [　　　] 行えば、患者への負担を軽減できます。

● **血流量**：体外循環時における、1分間当たりの血液の流れを表します。患者のバスキュラーアクセスの状態や治療条件などにより設定値は異なりますが、一般的に [　　　] 〜 [　　　] mL/分で設定されます。

ダイアライザは種類が多いので、実際に使用しているダイアライザの除去能のイメージマップなどを作成し、並べ替えながら覚えると理解しやすいです。

① セッティング・プライミングの基本操作…1

習得のコツ まずは回路の名称と用途を覚えよう！　血液の流れに沿って考えると覚えやすいです。

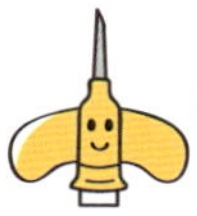

【　　】に合う語を選んで書き込んでみよう！
採血　空気　血液　薬液　圧力　穿刺針　血液流量　補液流量
血液ポンプローラー部

1 血液回路の名称と用途

①圧力モニターライン：静脈側エアトラップチャンバ内の［　　　］を装置で測定する。
②薬液注入ライン：薬剤投与、後希釈 OHDF の補液注入に使用する。
③オーバーフローライン：プライミング時の空気抜き、液置換に使用する。

④エアトラップチャンバ：回路内の［　　　］と凝固塊（ぎょうこかい　ほそく）を捕捉する。

⑤ダイアライザ接続部：ダイアライザと血液回路を接続する。

⑥トランスデューサ保護フィルタ：装置内への［　　　］などの侵入を防ぐ。

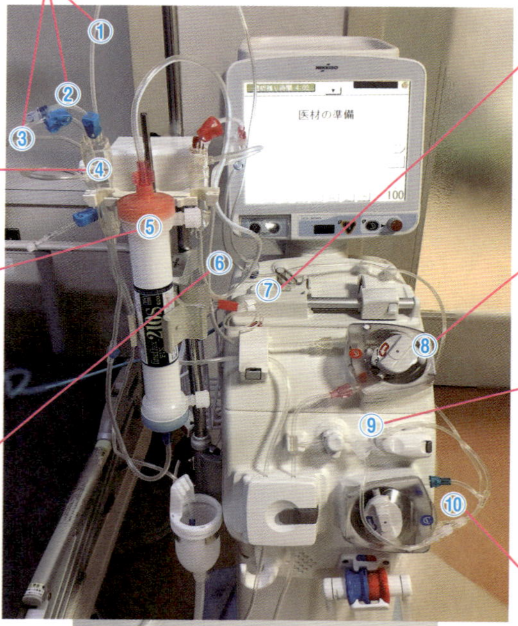

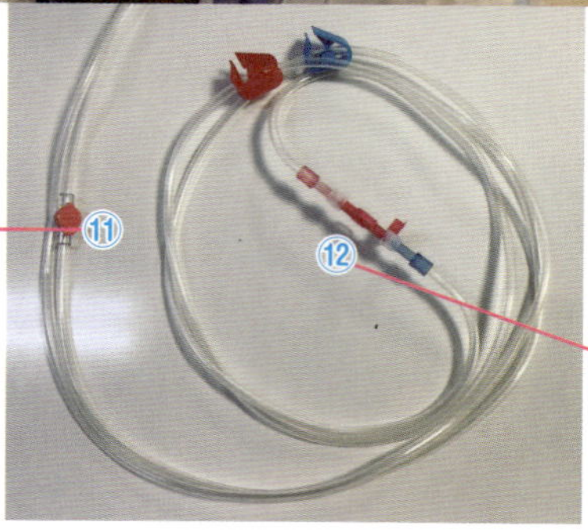

⑪ニードルレスサンプルポート：回路内からの［　　　］や［　　　］の注入に使用する。

⑦抗凝固薬注入ライン：抗凝固薬を持続注入する。

⑧血液ポンプ部：［　　　　　］を得る部分で［　　　　　］へ装着する。

⑨透析液ポートライン：プライミング、返血、補液に使用し透析液と接続する。

⑩補液ライン・補液ポンプ部：OHDF を行うための［　　　］を得る部分で、透析液ポートラインから分岐接続する。

⑫アクセス接続部：血液回路と［　　　］を接続する。

聞き慣れない言葉ばかりです。1つひとつ丁寧に覚えていこう。

実践編Ⓐ 透析に必要な基本操作を理解する

① セッティング・プライミングの基本操作…2

習得のコツ 物品の準備では、取り違えがないか、しっかり確認しよう。

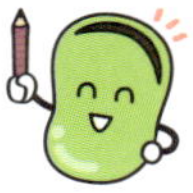

[　]に合う語を選んで書き込んでみよう！
折れ　破損　汚損　洗浄　充填　ねじれ　クランプ　ルアーロック

2 必要物品の準備

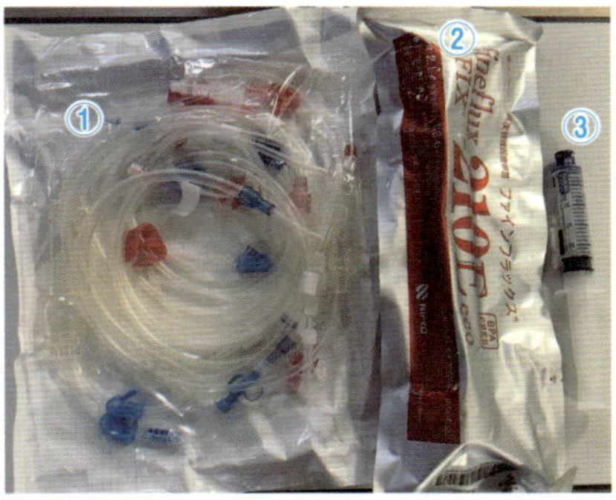

① 血液回路：包装の[　　]や[　　]、変形や亀裂、キャップの脱落がないかを確認します。
② ダイアライザ：透析予定患者のものと種類が合致しているか、破損などがないか確認します。
③ 抗凝固薬：透析予定患者のものと種類、量が合致しているか確認します。

3 血液回路の組み立て　【動画1：プライミングの方法（血液回路の組み立て）】

血液回路は、[　　　]や[　　　]、汚染が生じないよう装着します。ダイアライザ接続部、トランスデューサ保護フィルタは、確実に[　　　　]され、閉じるべき側管の保護キャップを増し締めし、必要箇所のクレンメを確実に[　　　　]します。

動画1

4 プライミングの目的

体外循環におけるプライミングとは、血液が通るダイアライザや血液回路内の異物除去のための2つの行為（[　　]と[　　　]）を指しています。

5 プライミングの実際

① 氏名、ダイアライザ、抗凝固薬が合っているかを再度確認します。
② 自動運転にて開始します。

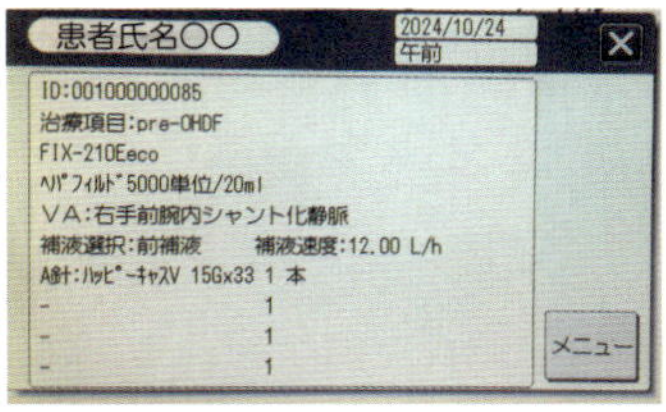

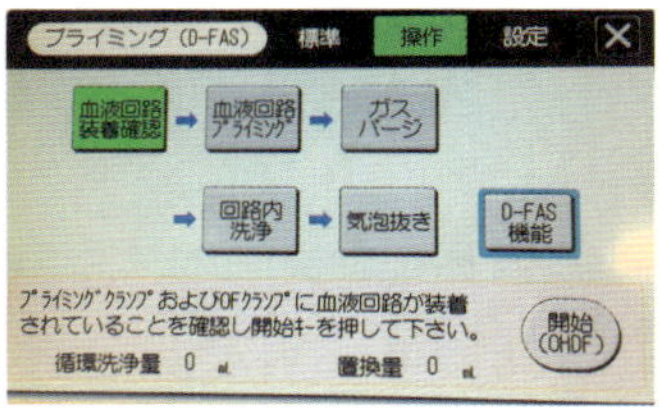

看護のポイント
● 患者さんの状態により、必要物品がいつもの条件と異なる場合があるので、確認したうえで準備します。

失敗を恐れずに、何度も繰り返してみよう！血液回路は毎回同じ手順で組み立て、プライミングを行います。手技を習慣づけることで操作性のばらつきがなくなり、ミスが減ります。

実践編Ⓐ　透析に必要な基本操作を理解する

②透析操作開始時の基本操作…1

習得のコツ なぜ、その手技や操作が必要なのか、一つひとつ考えながら覚えていこう！

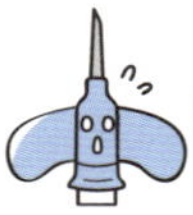

［　　］に合う語を選んで書き込んでみよう！
1　太く　穿刺　皮膚　動脈　静脈　かゆみ　シャント

1　必要物品の準備

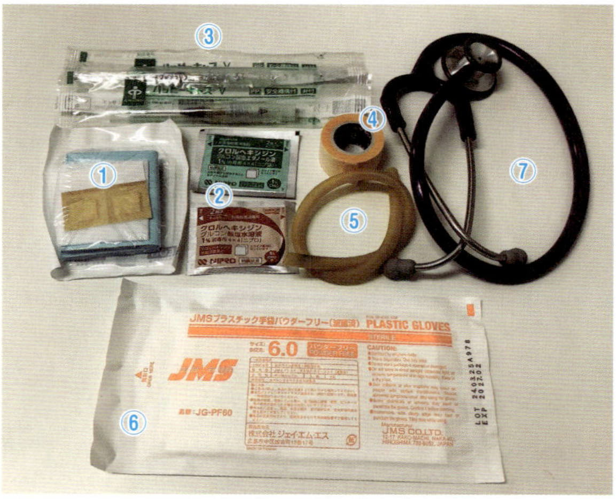

①**開始セット**：防水シーツ、ガーゼ、保護パッド付き絆創膏が入っています。

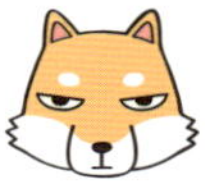

使用時は滅菌物《めっきんぶつ》の取り扱いに注意しましょう。

②**消毒薬（1％クロルヘキシジングルコン酸塩綿）**：［　　　］の状態に合わせて、［　　　］時の消毒に使用します。

③**穿刺針《せんししん》**：［　　　］側・［　　　］側と2本の針を準備します。一般的に15～17Gの針が使用されます。G《ゲージ》数《すう》が小さくなると針は［　　　］なります。種類は、留置針《りゅうちしん》、金属針《きんぞくしん》、短針《たんしん》、誤穿刺防止機能《ごせんしぼうしきのう》がついたセーフティー針があります。

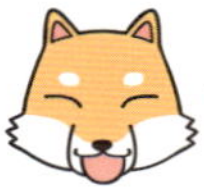

穿刺針の太さは、患者さんのバスキュラーアクセスの状態や穿刺部位、血流量、静脈圧、止血の状態などに応じて選択します。

④**固定テープ**：テープの種類によってはかぶれや［　　　］を起こす原因となります。患者さんの皮膚の状態に応じて選択します。

⑤**駆血帯《くけつたい》**：使用後は必ず清拭します。汚染した場合は、交換し消毒するようにしましょう。

⑥**手袋**：滅菌手袋《めっきんてぶくろ》と未滅菌手袋がありますが、一手技につき［　］手袋ずつ準備し、次の患者さんへの使い回しは絶対に禁止です。

⑦**聴診器**：穿刺前に［　　　］音を確認します。使用後は必ず接触面を清拭しましょう。

実践編Ⓐ　透析に必要な基本操作を理解する

② 透析操作開始時の基本操作…2

習得のコツ 体重の測定値だけではなく、周りの測定環境にも気を配ろう。

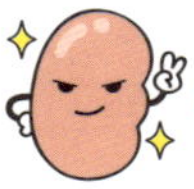

［　　］に合う語を選んで書き込んでみよう！
同じ　増加　食事　尿量　水分　傾聴　批判　除水量　腎機能

2 体重測定

透析患者は、［　　　　］の低下により、［　　　］が減少し、無《む》尿《にょう》の患者も少なくありません。そのため、飲水《いんすい》、飲食により摂取した［　　　］がそのまま体内に残り、それが体重の［　　　］につながります。透析前と透析後に体重測定をして体重の推移を把握するとともに、透析前の体重をもとにその日の［　　　　］を設定します。

●体重測定の方法と注意点

体重測定の条件は、いつもと［　　　］条件で行うことが大切です。スタッフから体重増加について注意されることを気にして、患者さんが［　　　］を抜いたり制限したりしてしまうことがあります。日々の変化を観察しましょう。

看護のポイント（体重測定時の注意）

①**立位測定**：上着を着たままではないか、杖や荷物をもっていないかなどを確認します。

②**車椅子測定**：車椅子に荷物がかかっていないか、座布団やクッションなど増減がないかを確認します。個別に使用している車いす、付属品の重量は事前に計測し確認できるようにしましょう。

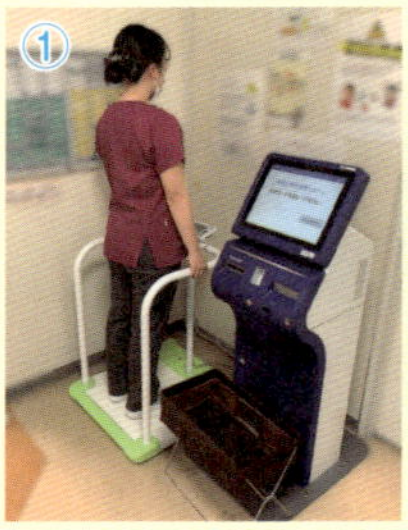

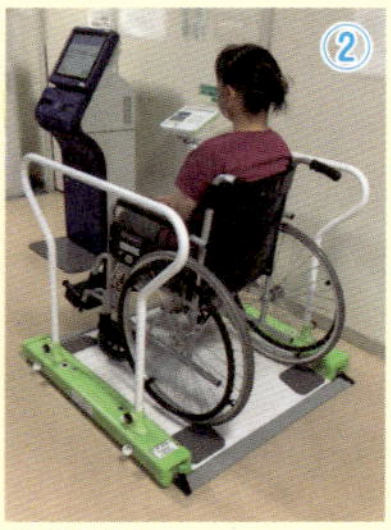

●介助者は、患者さんが車いすと体重計の間に手や腕を挟まないように注意します。

●測定手順

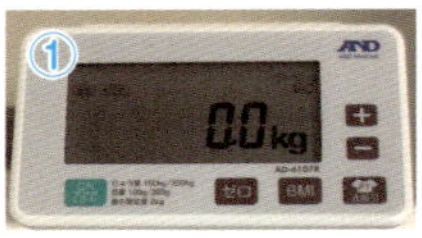

①体重計の表示が「ゼロ」になっていることを確認します。

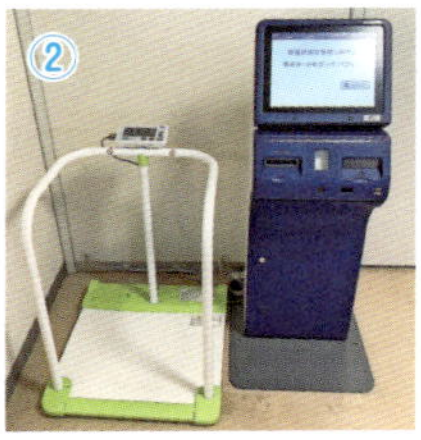

②体重計の隙間に物が挟まっていないか、測定板が傾いていないか確認します。

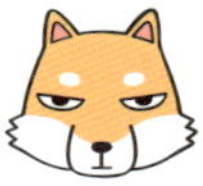

体重増加が多かった場合は、［　　　］するのではなく、原因を［　　　］し、心理面にも配慮しましょう。

体重増加の原因について、患者さん自身が「振り返り、気づける」ようなかかわり方を心掛けよう。

実践編Ⓐ 透析に必要な基本操作を理解する

② 透析操作開始時の基本操作…3

習得のコツ 日頃から患者さんの状態を注意深く観察しよう。

[　　] に合う語を選んで書き込んでみよう！
溢水　飲水　飲食　顔色　頻脈　徐脈　炎症　肩呼吸　透析前　下がり　むくみ　シャント

3 透析前の観察

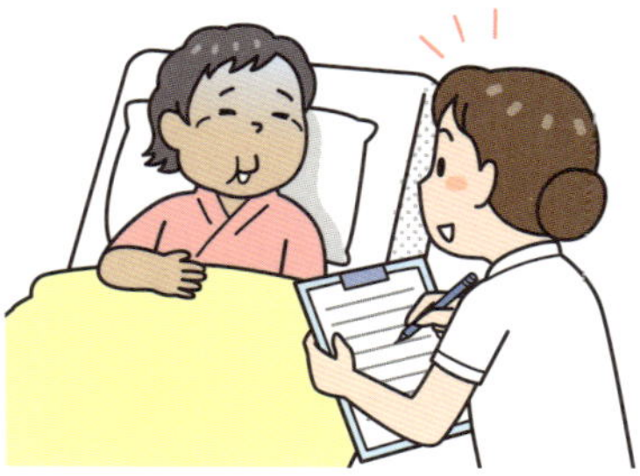

- **血圧**：血圧は体重増加の目安になります。
- **脈拍**：[　　　] では高カリウム血症の可能性があります。
[　　　] では血圧低下が予測されます。
- **体温**：体の [　　　] 反応、もしくは [　　　　　　]
感染の徴候の目安となります。
- **呼吸**：体重増加が多いと、心不全による [　　　　] や労《ろう》作時《さじ》の息切れ、浅い呼吸など呼吸状態が不安定になります。

観察のポイント

- 患者さんの入室時や透析前には、バイタルサインや体重増加とともに、[　　　]、表情、声のトーン、[　　　　] の有無、歩行状態を観察します。
- 異常があれば、検査や処置が必要かどうかを判断して透析治療を開始する前に医師に報告しましょう。

4 除水設定《じょすいせってい》

除水量は風袋《ふうたい》の変更、便秘の有無、透析中の [　　　] 量などで毎回変化します。

●透析患者の除水量の式

- ([　　　　　] 体重－目標体重) ＋透析中の [　　　] 量＋補液等の点滴量

観察のポイント

- **除水量が多い**：血圧が [　　　　　]、ショック状態となることがあります。
- **目標体重よりも引き残しが多い**：[　　　] 状態（体内の水分が過剰な状態）になり、胸が苦しいなどの症状が現れることがあります。

除水量はほかの条件と異なり日によって変化するので、除水設定は難しいと感じるかもしれませんが、落ち着いて計算しよう。

② 透析操作開始時の基本操作…4

習得のコツ シャントの変化に注意し、患者さんの話をよく聞こう。

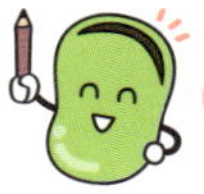

[　　] に合う語を選んで書き込んでみよう！（2度使う語があります）
狭窄　閉塞　高調　弱く　痛い　挙上　しびれ

5 シャントの観察 1)、2)

【動画2：シャント音を確認する】

動画2

シャントの観察は「見る・聴く・触る」が基本となります。

①見る（シャント肢全体に異常がないか観察する）

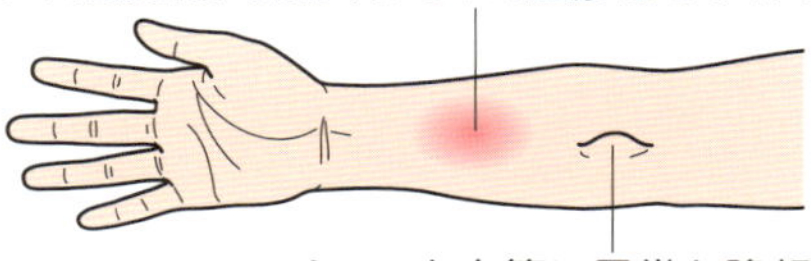

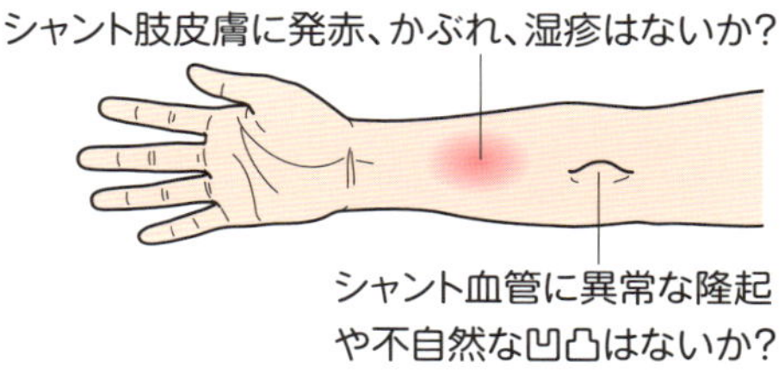

- シャント肢皮膚全体に、発赤、かぶれ、湿疹、腫脹、皮下出血などがないか注意深く見ましょう。
- シャント血管に異常な隆起や不自然な凸凹はないか観察しましょう。シャント肢を［　　　］し、血管が凹む場合は、シャントの［　　　］が考えられます。

②聴く（聴診器で吻合部から順に中枢側に向かい全体を通してシャント音を聴取する）

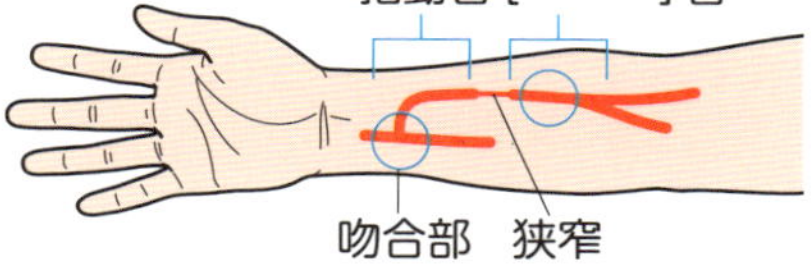

吻合部、吻合部から4～5cm間隔で中枢側に向かって3カ所くらいで聴く。

- 聴診器でシャント音（ザーザー、ゴーゴー）を聴取します。音の変化に注意し、［　　　］音（ヒュンヒュン）や拍動音（ドンドン）という音が聴こえる場合、いつもより音が［　　　］なっている場合は、シャントの［　　　］が疑われます。

③触る（スリルの有無の確認、熱感の有無を確認）

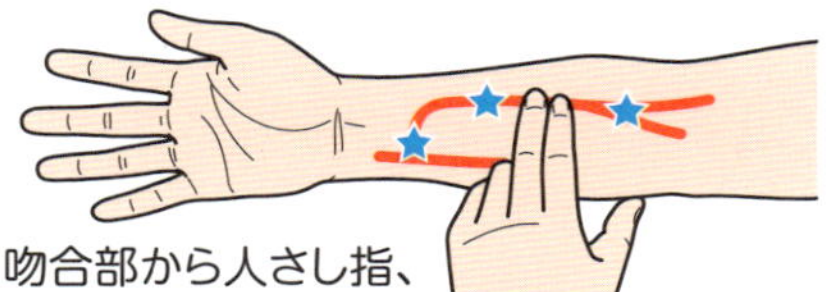

吻合部から人さし指、中指の2本で中枢側に向かって順次シャントを触っていく。

- スリルとは、いわゆる「振動」のことです。動脈と静脈の吻合部に皮膚上から触れると振動が伝わってきます。振動がない場合には、シャントの［　　　］が考えられます。

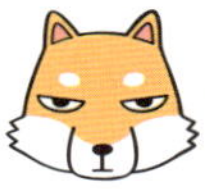

観察のポイント（合併症の前触れとなる症状）

これらの観察のほかに、「最近シャント肢《し》が［　　　］」「手先が冷たくなった」「手の［　　　］」など、合併症の前触《まえぶ》れとなる訴えがないか注意しましょう。

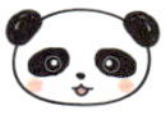

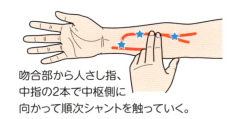

②透析操作開始時の基本操作…5

習得のコツ 穿刺の上手な先輩看護師の技術をよく観察して、学んでいこう。

[　　]に合う語を選んで書き込んでみよう！
狭い　広い　太い　皮膚　清潔　走行

6 シャント肢の洗浄と消毒　【動画３：シャント肢の消毒・穿刺・回路の固定】

①シャント肢には［　　　］の汚れや有機物《ゆうきぶつ》が付着《ふちゃく》しているので、穿刺《せんし》直前に患者さん自身がシャント肢全体を石けんで洗い、流水で十分に洗い流します。

②消毒用の１％クロルヘキシジン消毒綿を使用し、穿刺箇所を広範囲に消毒します。

動画３

消毒用エタノールを含有している消毒剤は速乾性《そっかんせい》があります。アルコールアレルギーがある場合は使用できないため、非含有のものを使用しましょう。

看護のポイント

- 洗浄から穿刺までのあいだは穿刺部に触れないように患者さんに指導します。
- 穿刺部を［　　　］に保ったまま、穿刺することが大切です。

7 穿刺部位の選択[3)]　【動画４：逆穿刺（頭側からの穿刺）】

穿刺に適しているのは、血管の走行が直線的で［　　　］部位です。

視診、触診で血管の［　　　］、深さ、太さを確認します。

動画４

「前回の穿刺部付近から穿刺すればよい」と安易に考えるのは避け、バスキュラーアクセス全体を観察し、より穿刺に適した部位を選択しましょう。

看護のポイント（穿刺のコツ）

- ［　　　］範囲に反復して穿刺をすると、血管が動脈瘤様《どうみゃくりゅうよう》に拡張し瘤化（コブができる）や狭窄《きょうさく》などが生じやすいため、［　　　］範囲で穿刺ができるとよいでしょう。

実践編Ⓐ　透析に必要な基本操作を理解する

②透析操作開始時の基本操作…6

習得のコツ シャントの変化に注意し、患者さんの話をよく聞こう。

［　　］に合う語を選んで書き込んでみよう！（使わない語もあります）
①　②　③　15　25　45　浅い　深い

8 穿刺針の角度

●図の中で最も適した穿刺角度はどれか？

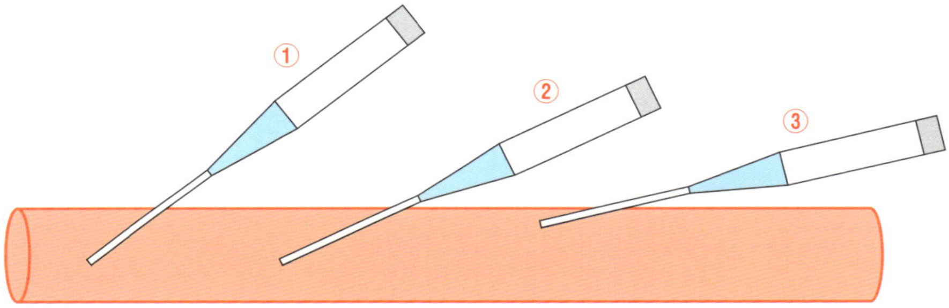

基本の穿刺針の角度は、自己血管では［　　］の［　　］度、人工血管では［　　］の［　　］度です。血管の深さによって［　　］血管には角度を小さくし、［　　］血管には少し角度をつけるのがコツです。

看護のポイント（ボタンホール穿刺法）[4)]

- 穿刺範囲が狭く穿刺部位が限定される場合や、穿刺の痛みが強い場合に痛みを和らげる目的でボタンホール穿刺法を行うことがあります。
- 鋭利な針を何度か同じ部位に刺すことによって、皮膚表面から血管までの針の挿入ルートを作製し、透析時には毎回、同じ部位に先端の尖っていない針を挿入します。

患者さんにとって穿刺は、苦痛や不安を伴います。穿刺ミスなどのトラブルが発生したときや自信がないときは、無理をせず先輩看護師と交代しましょう。

穿刺の痛みを和らげる方法に、テープやクリーム状の局所麻酔薬を使用することもあります。

② 透析操作開始時の基本操作…7

習得のコツ 針が抜けないように固定する手技では、固定時に患者さんをよく観察しよう。

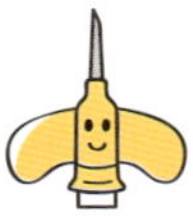

［　　］に合う語を選んで書き込んでみよう！
α式　Ω式　広く　安全　確実　抜針　隙間

9 穿刺針《せんししん》の固定

- 穿刺針は［　　　］な固定が必要です。
- 皮膚に引っ張りや、ねじれがあると穿刺部の痛みに繋がります。テープの方向や接着面に注意しましょう。
- ［　　　］に透析ができるように余剰回路は余裕をもって固定し、［　　　］を予防しましょう。

①［　　　　］固定

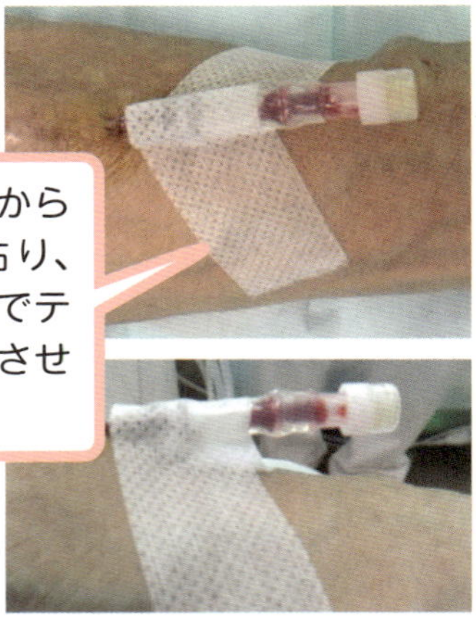

穿刺針の上からテープを貼り、穿刺針の下でテープを接着させます。

②［　　　　］固定

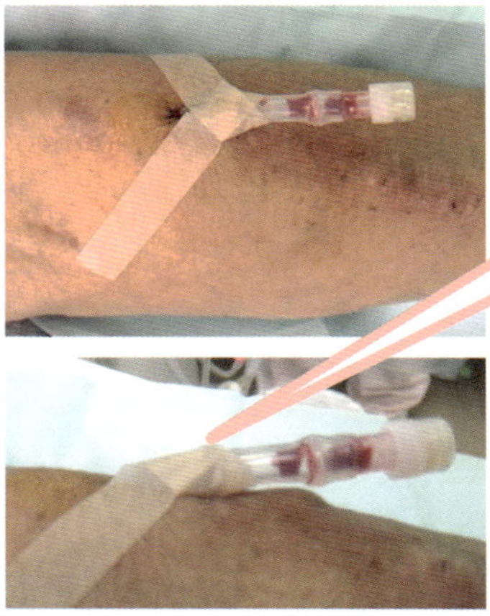

穿刺針に細い固定用テープをα型に巻きつけます。

どのような固定方法でも、透析中の観察が不十分では意味がありません。

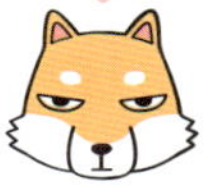

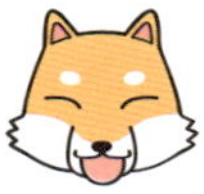

看護のポイント

- テープの接着面を［　　　］し、凹凸《おうとつ》や［　　　］ができないように固定します。
- 接着面に軟膏《なんこう》やクリームを塗っていると、テープの接着力が弱くなります。また、一度剝がすと接着力が弱くなるので、再使用しないようにしましょう。

細かい動作がたくさんあります。落ち着いてひとつずつ、丁寧に行おう。

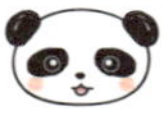

❷ 透析操作開始時の基本操作…8

習得のコツ 施設により手技が異なることがあるので、接続方法の順序を確認しよう！

[　　] に合う語を選んで書き込んでみよう！（2度使う語があります）
手技　指さし　動脈側　自動運転　透析条件

10 血液回路の接続と開始操作　【動画5：脱血（体内から血液を取り出す操作）】

① [　　　] 穿刺針と [　　　　] 血液回路アクセス部を接続します。
② 接続後の脱血から運転開始までは [　　　　　] です。
③ 運転後は [　　　　] （除水量、透析時間、血流量など）の設定が
　設定どおりであることを確認しましょう。
④ 血液回路や穿刺部に異常がないこと、血液に漏れがないことを再度確認しましょう。

動画5

しっかり差し込み

回す

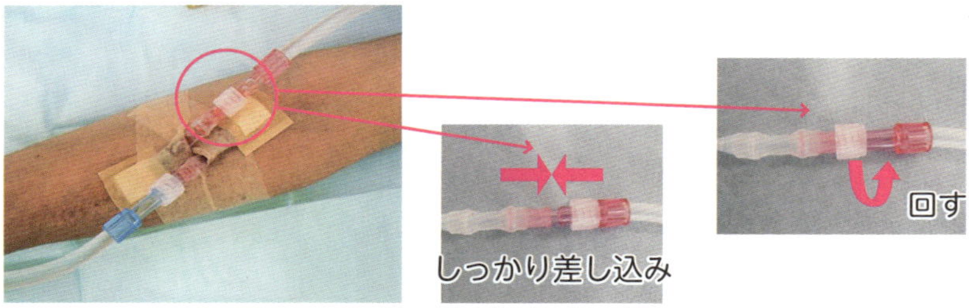

動脈側と静脈側の接続方法を間違えないように注意し、接続後に再確認しましょう。

看護のポイント
- 装置の操作ミスや設定ミスを防ぐためには、声出しや [　　　] 確認が大切です。
- 開始操作は施設によって [　　　] が異なります。自施設の順序を確認して行いましょう。

慎重に確認しながら、慌てずに、最後まで丁寧に行おう。

② 透析操作開始時の基本操作…9

習得のコツ 抗凝固薬の種類や使用量は患者さんによって異なります。使用量に注意しよう！

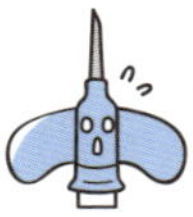

[　　]に合う語を選んで書き込んでみよう！（2度使う語があります）
異物　凝固　ヘパリン　抗凝固能　出血傾向　出血性病変

11 抗凝固薬（こうぎょうこやく）

血液は血液回路やダイアライザなどの物質に接触すると[　　]と判断し、[　　]する性質があります。体外循環治療（たいがいじゅんかんちりょう）においては、血液凝固を防ぐ抗凝固薬の使用が不可欠です。血液透析では以下の抗凝固薬が認可されています。

①ヘパリンナトリウム（主となる抗凝固薬）

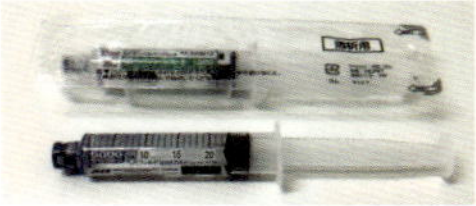

患者さんによって使用量が変わるので、注意しましょう。

②低分子ヘパリン

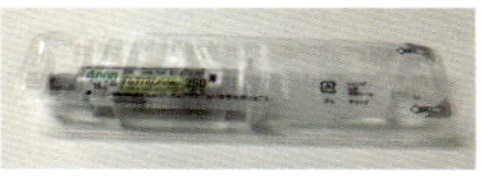

眼底出血や血尿など、軽度の[　　]のある患者さんに使用します。

③ナファモスタットメシル酸塩

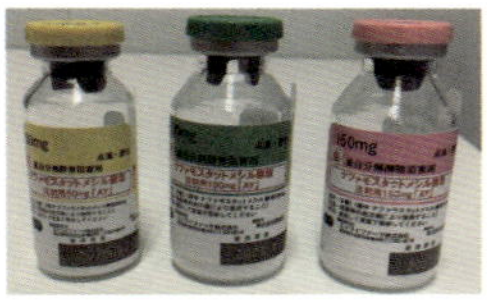

[　　]のある患者さんや手術後に使用します。5％ブドウ糖液20mLで溶解します。

④アルガトロバン

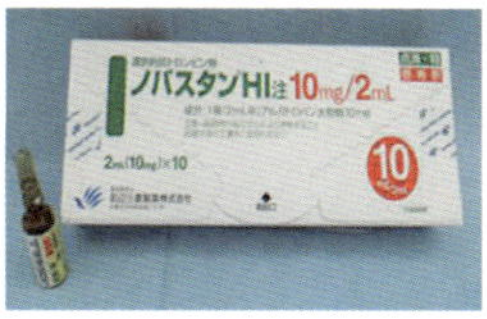

ヘパリン起因性血小板減少症（HIT）の患者さんに使用します。

12 抗凝固薬の使用例

- ワンショット（初回投与）：透析開始時に抗凝固薬を一定量注入し、全身[　　]化を行います。早送りスイッチやシリンジポンプのスライダーを押して注入を行います。
- 持続注入：[　　]を維持するため、装置内シリンジポンプ注入速度を設定し、治療中は持続的に注入します。

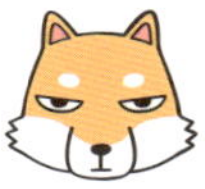

観察のポイント（出血の確認）
- 透析開始前の問診で、転倒、切り傷、抜歯（ばっし）、眼底出血（がんていしゅっけつ）など[　　]になっていないかを見つけることが大切です。

覚えたことは忘れる前に復習して覚えよう。

③ 透析操作終了時の基本操作…1

習得のコツ 返血・抜針・止血など血液汚染に注意しながら、操作しよう。

[　　]に合う語を選んで書き込んでみよう！
除水　静脈側　接触面　エア返血　薬剤投与　圧迫止血

1 必要物品の準備

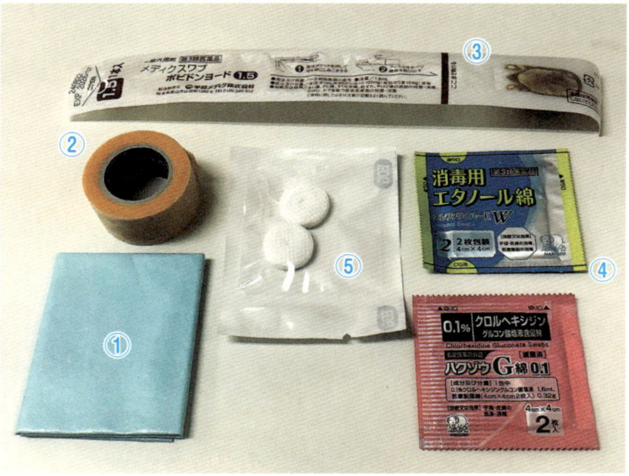

① 防水シーツ
② 固定テープ
③ 消毒用イソジン®綿棒
④ 消毒用エタノール綿
　消毒用0.1%クロルヘキシジングルコン酸塩綿
⑤ 圧迫綿：[　　　　]処置に使用します。

圧迫綿は[　　　　]に触れないよう注意しましょう。

2 返血操作　【動画6：返血（血液を体内に返す操作）】

① [　　]および治療時間が予定通り完了していることを確認します。
② 指示書（カルテ）より[　　　　]の有無を確認し、必要な薬剤を[　　　　]のニードルレスアクセスポートまたはエアトラップチャンバ上部の液面調整ラインより投与します。
③ 設定された「治療時間」「除水量」が完了したら、返血操作は自動運転です。

動画6

看護のポイント
● 血液回路内に空気を送り込む[　　　　]は禁止です。

③ 透析操作終了時の基本操作…2

習得のコツ ゆっくり、丁寧に行おう。

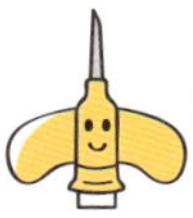

[　　] に合う語を選んで書き込んでみよう！

血管　止血　消毒　圧力　スリル　動脈側　ゆっくり　用手止血　止血ベルト

3 抜針《ばっしん》、止血

①穿刺部《せんしぶ》の [　　　] を行い、固定テープを [　　　　　] 剥がす。

②静脈側穿刺針の抜針から行うと、止血により [　　　] がかかり、動脈側穿刺部から出血しやすく [　　　] 困難となることがあるため、[　　　　] 穿刺針から抜針する。

③シャント音や [　　　　] を感じられる程度に圧迫し、止血する。

④固定テープをかけ、[　　　　　] または [　　　　　　] を使用し、止血する。

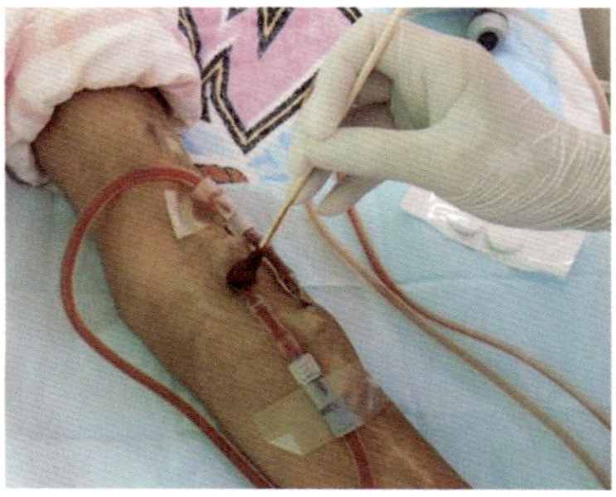

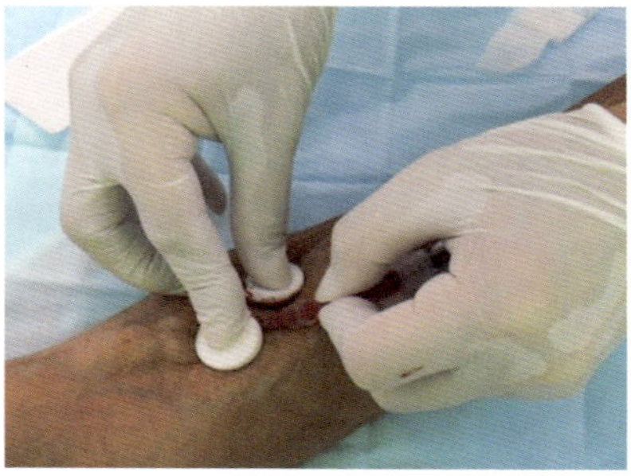

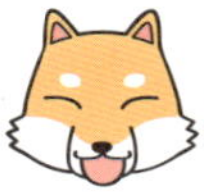

看護のポイント

皮膚の穿刺孔《せんしこう》1点だけではなく、0.5～1.5cm 先の [　　　] の刺入部《しにゅうぶ》とともに指2本で押さえましょう。

実践編Ⓐ 透析に必要な基本操作を理解する

③ 透析操作終了時の基本操作…3

習得のコツ 血液やたくさんの針を扱うので、ゆっくり丁寧に行おう。

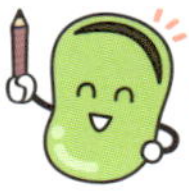

［　］に合う語を選んで書き込んでみよう！
手指　飛散　清拭　閉鎖回路　感染性廃棄物

4 片付け

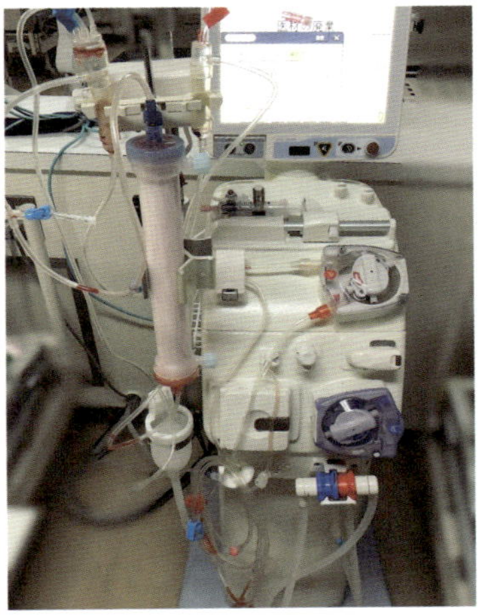

ダイアライザと血液回路を外す

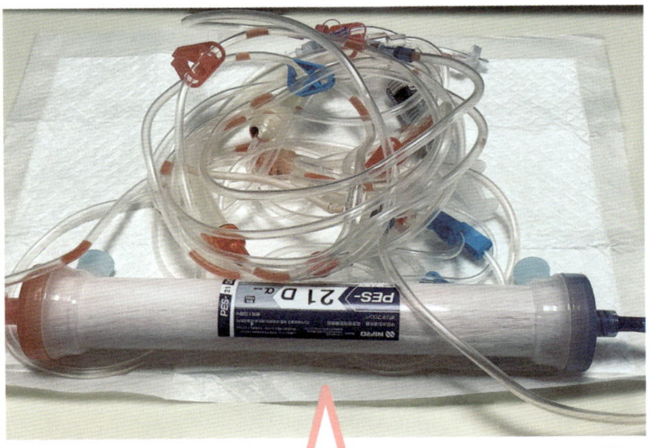

ダイアライザと血液回路は分離して処理する

① ダイアライザや血液回路内の残存物が回路外に流出、［　　　］しないよう血液回路が［　　　　　］になるようにします。
② 回路内の残液を排液します。
③ 透析液ラインカプラは、液の流出部に［　　　］が触れないように注意し外します。
④ ダイアライザや血液回路を機器から取り外し［　　　　　］として処理します。
⑤ 使用した装置・その他使用した周辺機器、ベッド周りの［　　　］を行います

感染性廃棄物を扱うときは、必ず防護具を正しく装着しよう（p.43参照）。わからないことは自己判断せず、他の先輩スタッフに確認しよう。

実践編Ⓐ　透析に必要な基本操作を理解する

③透析操作終了時の基本操作…4

習得のコツ　透析終了後は、患者さんの変化に注意して観察しよう。

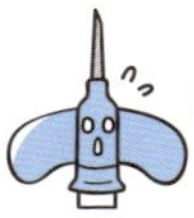

[　　] に合う語を選んで書き込んでみよう！（2度使う語があります）

条件　塩分　離床　転倒　材料　止血　自覚症状　除水誤差　体重測定　目標体重　終了時体重

5　透析後の観察

①全身状態の確認

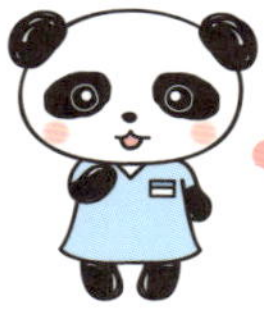

①バスキュラーアクセス(VA)の状態
- シャント音の確認
- スリルの確認
- 血流の確認

②[　　　　]の状態
- 起立性低血圧
- めまい、立ちくらみ

③[　　　　　　]
- 気分不快
- 倦怠感

④穿刺部、[　　　　]の状態
- 穿刺部の状態確認
- 出血の有無
- ガーゼ汚染の確認

②透析条件の確認

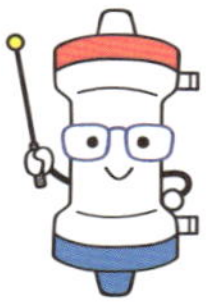

⑤[　　　　　　　]
- 目標体重の確認
- 着衣や荷物の確認

⑥[　　　　　　]の有無
- 設定除水量と実績除水量に誤差がないかの確認

⑦[　　　　]の状態
- ダイアライザ、回路の残血確認

6　透析後の体重測定

透析前と同じ［　　　　］で測定し、測定結果と［　　　　　　　］を比較して、正確に除水できたか確認します。機器測定の除水量と［　　　　　　　］による除水量に差がある場合は、その原因を明らかにします。

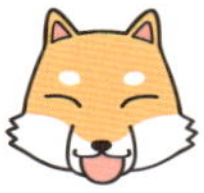

看護・観察のポイント

- 透析直後は起立性低血圧《きりつせいていけつあつ》や下肢脱力《かしだつりょく》などでふらつき、［　　　　］することが多くみられるため、十分な注意が必要です。
- 体重測定は、［　　　　　　　］がないことを確認してから行います。
- **除水量が不十分であった場合**：水分と［　　　　］の摂取を制限し、次回までの体重増加を抑えるように指導します。

あなたの声掛けが、患者さんの異常の早期発見につながります。

④ 感染対策

習得のコツ 感染対策は、手洗いや標準予防策を１つひとつ丁寧に行うことが重要です。

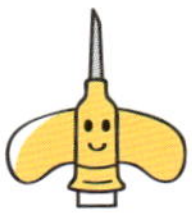

［　　］に合う語を選んで書き込んでみよう！
自分　処置　感染　血液　易感染　感染対策　標準予防策

1 透析室で重要となる感染対策

- 透析室は多くの患者さんが集団で長時間過ごす環境です。透析患者は免疫力が低下しているため、［　　　　　］状態といえます。治療では多くの患者さんに針を使用し、多くの［　　　　］を扱うため、［　　　　］の危険にさらされる機会が多くなります。
- 医療従事者は感染予防を目的に、［　　　　　　　　　］を原則とした［　　　　　　　　］を行う必要性があります。基本的な感染対策の１つに手洗いがあります。流水と石けんによる手洗いと擦式《さっしき》手指《しゅし》消毒《しょうどく》を使い分け、「一処置一手洗い」を徹底《てってい》することが大切です。

手洗いのポイント（一処置一手洗い）

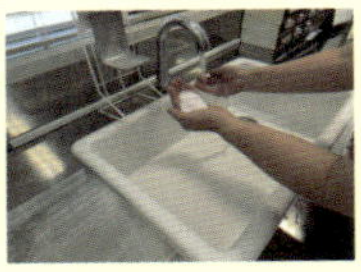

①手指を流水でぬらし、石けんを適量とる

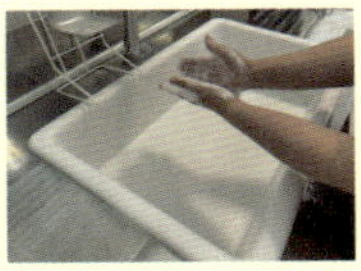

②手の平と手の平をこすりよく泡立てる

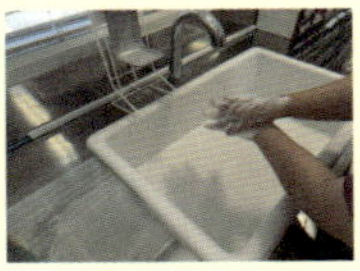

③手の甲をもう片方の手の平でこする（両手）

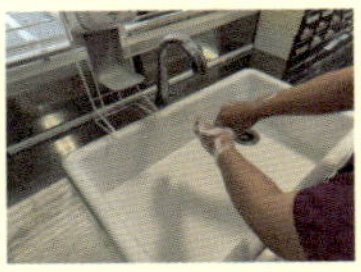

④親指をもう片方の手で包みこする（両手）

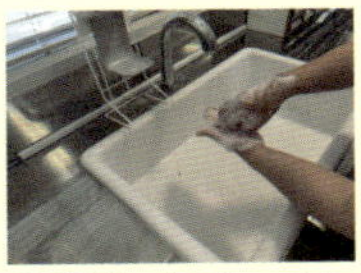

⑤指先（爪）でもう片方の手の平をこする（両手）

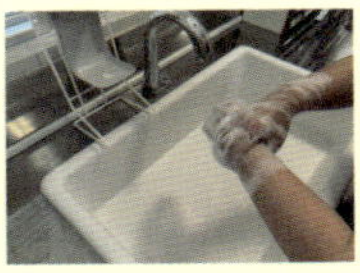

⑥両手首まで丁寧にこする

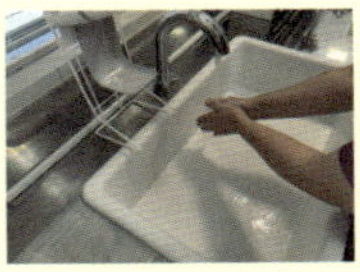

⑦水でよくすすぐ

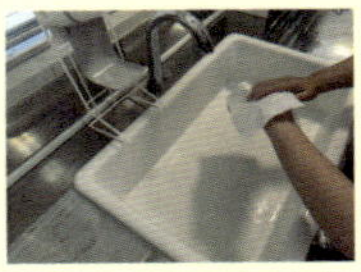

⑧ペーパータオルでよく水気をふき取る

●防護具の着用例

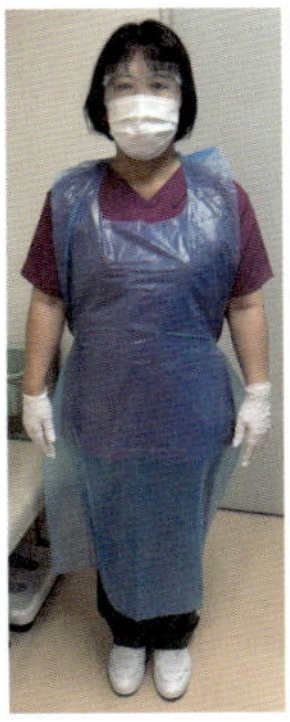

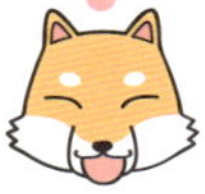

2 防護具の使用

血液を多く扱う透析室では、常に［　　　　］と患者さんを感染から守らなくてはなりません。サージカルマスク、ゴーグルあるいはフェイスシールド、未使用のディスポーザブル手袋、ディスポーザブルの非透水性ガウンまたはプラスチックエプロンを正しく装着します。使用した防護具は、患者さんあるいは［　　　　］ごとに、廃棄して新しく装着します。

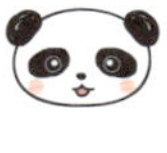

① 血圧低下

習得のコツ ささいな変化に目を向け、患者さんをよく観察しよう。

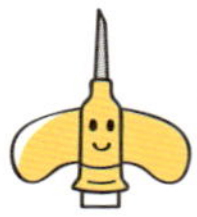

あてはまるほうを〇で囲んでみよう！

1 血圧低下の原因と症状

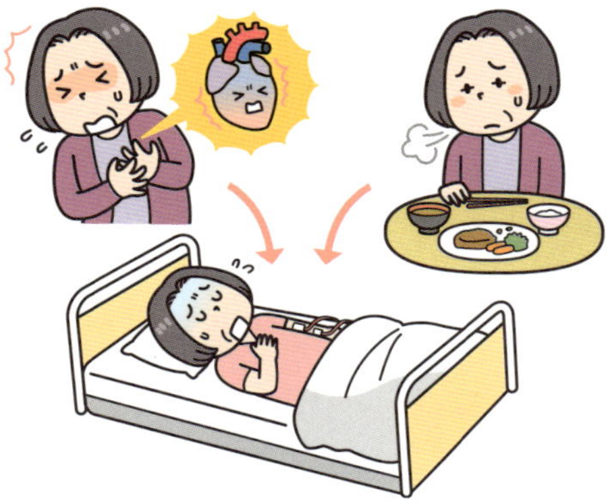

除水で［血《けつ》管《かん》内《ない》液《えき》・血《けつ》管《かん》外《がい》液《えき》］が減少し、それに遅れて間《かん》質《しつ》液《えき》が血管内へ移動する(plasma《プラズマ》 refilling《リフィリング》) ことで循環血漿量《じゅんかんけっしょうりょう》は維持されます。移動時間が除水速度より［速い・遅い］と、血管内［脱《だっ》水《すい》・溢《いっ》水《すい》］になり血圧が下がります。心筋梗塞《しんきんこうそく》や弁膜症《べんまくしょう》など、心拍出量に問題がある場合や、低栄養、貧血、ドライウエイトが適正でない場合にも起こります。［あくび・くしゃみ］、便意、腹痛、冷や汗、吐き気、意識低下、顔色不良、［過《か》呼《こ》吸《きゅう》・チアノーゼ］などの症状が起こります。

2 血圧低下時の対応

- 除水を［止める・進める］
- ［下肢・頭部］を挙上《きょじょう》する。
- 意識レベルを確認する。
- 医師の指示のもとで緊急《きんきゅう》補《ほ》液《えき》を行う。
- 長期的対応としては、ダイアライザを積層型《せきそうがた》に変更するなど透析条件を見直す。

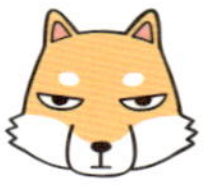

看護のポイント

意識レベルが低下し、激しい胸痛や大量の吐《と》血《けつ》など重篤感《じゅうとくかん》が強い場合は、すぐ近くの看護師をよび緊急処置《きんきゅうしょち》を開始します。

3 血圧低下の予防方法

患者さんの年齢などにもよりますが、透析間の体重増加がドライウエイトの中2日［5・10］%、中1日［3・5］%以内に収まるよう、塩分制限の指導を行います。それでも血圧が低下する場合にはドライウエイトが適正か評価します。食事を摂取すると腸管《ちょうかん》に血液がとられるため、［透析中の食事・外食］を控えることも有効です。

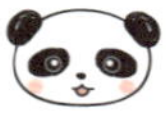

あわてずまず除水を止め、意識レベルを確認しよう。自分は離れず、近くにいる先輩看護師を呼ぼう。

②高血圧

習得のコツ ドライウエイトの適切な設定と「なぜ塩分制限が必要なのか」を調べてみよう。

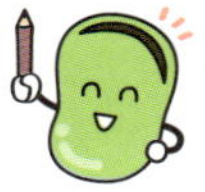

あてはまるほうを〇で囲んでみよう！

1 高血圧の原因

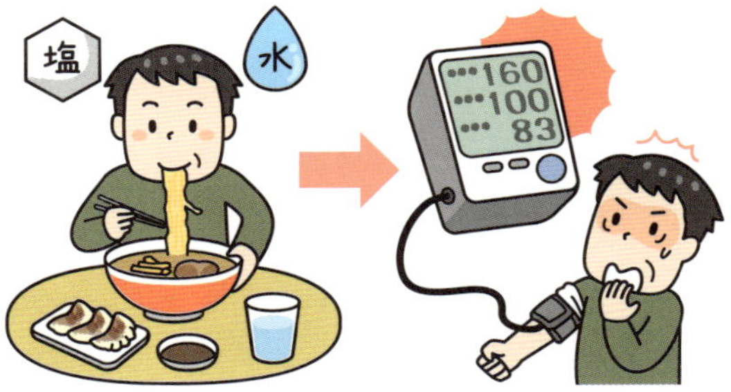

透析患者では、ナトリウム・水分の排泄障《はいせつしょう》害《がい》があるため循環血液量《じゅんかんけつえきりょう》が[増 加 ・ 減 少]しやすい状況にあります。食べ過ぎ、飲み過ぎ、塩分過多などによる循環血漿量《じゅんかんけっしょうりょう》の[増 加 ・ 減 少] が静脈還流量《じょうみゃくかんりゅうりょう》を増やす結果、心拍出量が [増 加 ・ 減 少] し、血圧が上昇します。

その他には以下のような原因があります。

- 動脈硬化による血管抵抗性《けっかんていこうせい》の [増 強 ・ 減 弱]
- レニン－アンジオテンシン系の [亢 進 ・ 抑 制]
- 交感神経系、エンドセリンなどの昇圧《しょうあつ》ホルモンの [増 加 ・ 減 少]
- 睡眠《すいみん》時《じ》無《む》呼吸《こきゅう》症候群《しょうこうぐん》

2 高血圧時の対応

- ドライウエイトの見直し
- 1 日の塩分摂取の制限 [6 ・ 8 ・ 1 0] g
- 禁煙
- 降圧薬の検討

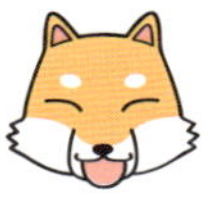

薬物治療のポイント

上記の対応を行っても高血圧が解消されない場合は、レニン－アンジオテンシン系阻害薬《けいそがいやく》、カルシウム拮抗薬《きっこうやく》、α遮断薬《アルファしゃだんやく》、β遮断薬《ベータしゃだんやく》などの降圧薬を投与します。中でも、心臓や脳などの臓器保護効果があるレニン－アンジオテンシン系阻害薬が推奨されています。

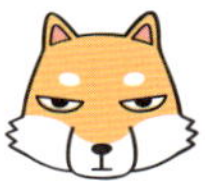

高血圧は、動脈硬化、心臓病、脳卒中、視力障害（眼底出血）などの原因にもなります。症状がないことも多いですが、血圧コントロールは大切です。

③ 不均衡症候群

習得のコツ 透析による急速な老廃物の除去で、溶質濃度に異常が起こって発症することを理解しよう。

あてはまるほうを○で囲んでみよう！

1 不均衡症候群《ふきんこうしょうこうぐん》の原因と症状

透析によって急速に血中の老廃物が除去されることにより、血漿と組織中（体液コンパートメント）との溶質濃度《ようしつのうど》にアンバランスが生じるため発症します。[透析導入期 ・ 長期透析] や、血中尿素窒素《けっちゅうにょうそちっそ》の [上昇 ・ 下降] が著しい急性腎不全例によくみられます。

次のような症状が起こります。

- **中枢神経症状《ちゅうすうしんけいしょうじょう》**：頭痛、悪心《おしん》、嘔吐《おうと》、視力障害、不安感、焦燥感《しょうそうかん》、けいれんなど
- **全身症状**：全身倦怠感《ぜんしんけんたいかん》、血圧の上昇や下降、筋けいれん、不整脈など

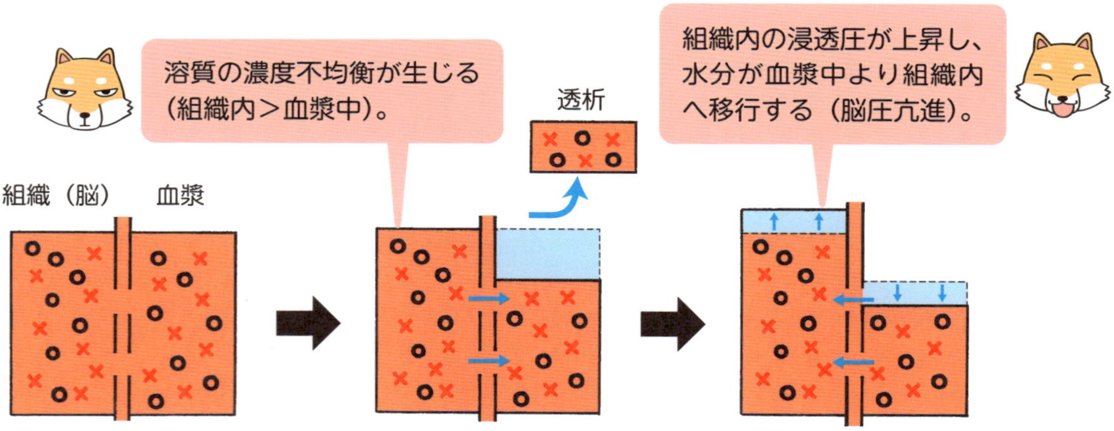
溶質の濃度不均衡が生じる（組織内＞血漿中）。
組織内の浸透圧が上昇し、水分が血漿中より組織内へ移行する（脳圧亢進）。
透析
組織（脳）
血漿

不均衡症候群のメカニズム 1) より

2 不均衡症候群時の対応

軽症の場合、血液流量を落とすなどして透析効率を [上げて ・ 下げて] 様子をみます。症状が持続するなら、[頻回《ひんかい》で短時間 ・ 長時間] の透析スケジュールに変更します。食塩水、ブドウ糖液、グリセオール、マンニトールなどの浸透圧物質《しんとうあつぶっしつ》を投与することも有効です。高窒素血症《こうちっそけっしょう》が著しくなる前に透析を導入します。膜面積《まくめんせき》の [大きな ・ 小さな] ダイアライザで、[高血流 ・ 低血流]、[短時間 ・ 長時間]、透析を行います。

透析導入期によく起こります。患者さんの話を聞き、状況を説明して不安を和らげよう。

実践編Ⓑ　透析中の観察ポイントを理解する

④ 筋けいれん

習得のコツ 局所の血流不良、L- カルニチン欠乏などが関与していると考えられています。

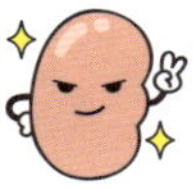

あてはまるほうを〇で囲んでみよう！

1 筋けいれんの原因

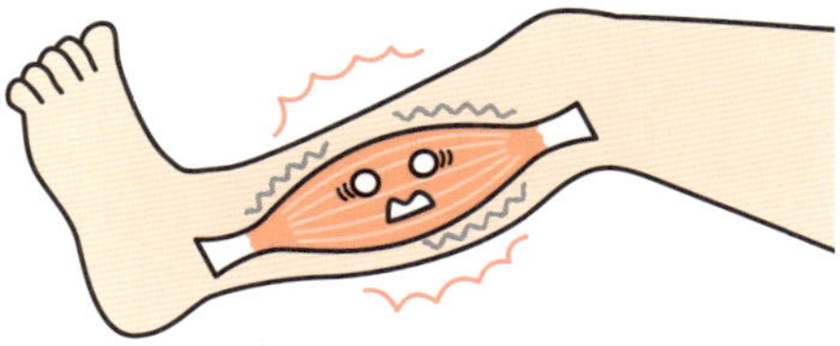

- 筋肉の血液循環不全
- 急速な除水《じょすい》や過大な除水
- ［高過ぎる・低過ぎる］ドライウエイト
- 血清カルシウム濃度やL《エル》- カルニチンの低下
- ［上肢・下肢］の閉塞性動脈疾患

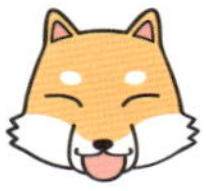

「足がつる」という「こむら返り」も筋けいれんの一種です。

2 筋けいれん時の対応

- 除水を一時停止したり、除水速度を下げたりする。
- ［温罨法《おんあんぽう》・冷罨法《れいあんぽう》］を行う。
- ふくらはぎの筋けいれんでは足先を伸展《しんてん》させ、硬結《こうけつ》した筋肉をマッサージしてほぐす。
- 緊急補液を行う。
- L- カルニチンを補給する。
- 芍薬甘草湯《しゃくやくかんぞうとう》を内服する。

3 筋けいれんの予防方法

- 体重増加を抑えるため、日頃から［水分制限・塩分制限］を指導する。
- 1 回の除水量をドライウエイトの［7・10］%以上としない（できれば［3・5］%以下が望ましい）。体重増加が多いときには透析時間の延長を試みる。
- ドライウエイトの設定が［低すぎる・高すぎる］可能性について検討する。
- 血液濾過《けつえきろか》や血液濾過透析を試みる。

実践編C 透析治療に用いられる主な薬剤を理解する

① 透析患者によく使われる薬剤…1

習得のコツ 薬の名前と一緒に、作用や副作用、剤形（錠剤・粉など）、服用タイミングを覚えよう。

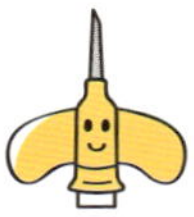

[　　] に合う語を選んで書き込んでみよう！
3.5　4.0　5.5　6.0　尿量　便秘　下痢　血圧　高く　経口液　ゼリー　鉄過剰
心停止　吐き気　動脈硬化　食直後　食直前　ドライシロップ　高カルシウム

1 リンを低下させる薬（リン吸着《きゅうちゃく》薬、リン吸収阻害薬）

- リンは食物に含まれ尿として排泄されるため、[　　] が少ない透析患者は排泄が困難です。カルシウムと結合して血管内に付着すると [　　　　] の原因になるため、リンの検査値（基準値：[　　] ～ [　　] mg/dL）だけでなく、カルシウムにも注意が必要です。
- **リン吸着薬**：摂取されたリンを腸内で吸着して排泄を促し、血中リン濃度を低下させる。
- **リン吸収阻害薬**：摂取されたリンの腸管での吸収を抑制し、血中のリン濃度を低下させる。

分類		一般名	主な商品名	飲む時期	剤形	主な副作用・注意
吸着薬	金属塩型	沈降炭酸《ちんこうたんさん》カルシウム	カルタン®	[　　]	錠、OD錠、細粒	[　　　　]、便秘
		炭酸ランタン水和物	ホスレノール®		OD錠、チュアブル錠、顆粒	便秘、腹部膨満感《ふくぶぼうまんかん》、[　　]
		クエン酸第二鉄水和物	リオナ®		錠	[　　]、下痢、便が黒くなる
		スクロオキシ水酸化鉄	ピートル®	[　　]	チュアブル錠、顆粒	下痢、便が黒くなる
	ポリマー型	ビキサロマー	キックリン®		カプセル	腹部不快感
		セベラマー塩酸塩	フォスブロック®、レナジェル®		錠	[　　]、腹部膨満感
吸収阻害薬		テナパノル塩酸塩	フォゼベル®		錠	[　　] による脱水が多い

2 カリウムを低下させる薬（高カリウム血症治療薬）

- [　　] を正常に保つ、身体の水分を調節、心臓や筋肉の収縮に関係します。カリウムが [　　] なると、筋力の低下、悪心《おしん》・嘔吐、動悸などの症状が出ます（透析前の管理目標値：[　　] ～ [　　] mEq/L)。失神や、最悪の場合は [　　　] を引き起こします。

分類	一般名	主な商品名	剤形
ポリマー製剤	ポリスチレンスルホン酸ナトリウム	ケイキサレート®	散、[　　　　　]
	ポリスチレンスルホン酸カルシウム	カリメート®	散、ドライシロップ、[　　]
		アーガメイト®	[　　]、顆粒
非ポリマー製剤	ジルコニウムシクロケイ酸ナトリウム	ロケルマ®	懸濁用散

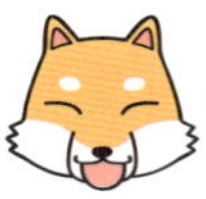

ポリマー製剤は味がなく水などに溶けず飲みにくいため、散剤《さんざい》以外の剤型が複数あります。

リン吸着薬は量が多く、服用のタイミングが複雑です。副作用の便秘にも注意しよう。

実践編Ⓒ 透析治療に用いられる主な薬剤を理解する

① 透析患者によく使われる薬剤…2

習得のコツ 貧血の薬を理解するには、造血における腎臓の役割などもいっしょに理解しよう。

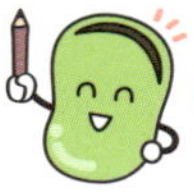

［　　］に合う語を選んで書き込んでみよう！（何度も使う語があります）
1　3　10　12　赤血球　分解酵素　エリスロポエチン　低酸素誘導因子
赤血球造血刺激因子製剤

3 貧血を改善する薬

- 腎臓の働きには、骨髄で赤血球の産生を促す造血《ぞうけつ》ホルモンである［　　　　　　　　　　］(EPO《エポ》) を作る役割があります。腎機能が低下して十分に造血ホルモンが作られなくなると、貧血（腎性貧血《じんせいひんけつ》）が引き起こされます（p.19「エリスロポエチンの分泌と腎性貧血」参照）。
- 貧血改善の治療には薬物治療と輸血がありますが、輸血は多くのリスクを伴うため、通常は薬を投与します。
- 治療の目標値は、ヘモグロビン［　　］～［　　］g /dL です。

① ESA 製剤（すべて注射製剤）

- 赤血球を作る働きを助ける薬を［　　　　　　　　　　　　　　］（ESA《イーエスエー》製剤）と総称します。体内で［　　　　　　　　　　］と同様に働き、［　　　　］をつくります。

一般名	主な商品名	半減期（静；静脈内投与、皮；皮下投与）	投与間隔
エポエチンアルファ	エポジン®	静：約 8 時間、皮：20～24 時間	週に［　］～［　］回
エポエチンベータ	エスポー®	静：4～8 時間、皮：20～24 時間	
エポエチンカッパ	エポエチンアルファBS	静：約 6 時間、皮：24～30 時間	
ダルベポエチンアルファ	ネスプ®	静：24～72 時間、皮：48～144 時間	週［　］回もしくは 2 週に［　］回
エポエチンベータペゴル	ミルセラ®	静：175～200 時間、皮：171～208 時間	4 週に［　］回

② HIF-PH 阻害薬（すべて内服薬）

- 赤血球を増やす酵素［　　　　　　　　　　（HIF《エイチアイエフ》）］を分解するプロリン水酸《すいさん》化《か》酵素《こうそ》（PH《ピーエイチ》）の働きを抑えます。赤血球を増やす酵素は常に必要ではないため、体内では［　　　　　　］によってその働きが止められます。HIF-PH 阻害薬はこの分解を防ぐことで、常に［　　　　　］を増やすことができ、貧血の改善に役立ちます。
- **毎日（1 日 1 回）投与**：ダプロデュスタット（ダーブロック®）、バダデュスタット（バフセオ®）、エナロデュスタット（エナロイ®）など。
- **週 3 回（1 日 1 回）投与**：ロキサデュスタット（エベレンゾ®）のみ。

よく使う薬の特徴を覚えよう。ESA 製剤は多くの患者さんに投与されていますが、HIF-PH 阻害薬と ESA 製剤との併用は現在認められてはいません。

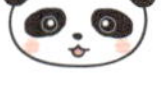

実践編Ⓒ 透析治療に用いられる主な薬剤を理解する

① 透析患者によく使われる薬剤…3

習得のコツ 副甲状腺機能改善のための薬物療法と、降圧薬の種類ごとの作用を理解しよう。

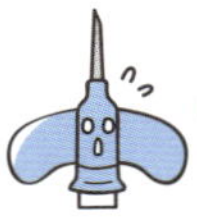

[　　] に合う語を選んで書き込んでみよう！（2 度使う語があります）

α　β　上昇　過剰　降圧薬　リン吸着薬　ビタミンD製剤　カルシウム拮抗薬
副甲状腺ホルモン　カルシウム受容体作動薬

4 副甲状腺機能を改善する薬

- 副甲《ふくこう》状《じょう》腺《せん》から分泌される [　　　　　　　　　　(PTH《ピーティエイチ》)] は、血中のリン（P）やカルシウム（Ca）の量、骨の Ca の量を調整します。透析患者は血中の P や Ca の濃度が [　　　　] しやすく、この際に PTH の分泌も [　　　　] になります。過剰な PTH は、骨から P や Ca を溶かし出すため、血中の P や Ca の濃度をさらに上昇させ、骨がもろくなります。機能の改善には P と Ca を適切にコントロールし、PTH の分泌を抑えることが必要です。
- コントロールには、P では [　　　　　　　　]、Ca では Ca 値を高める働きがある [　　　　　　　　　　] が、PTH では [　　　　　　　　　　　　　　　　] が用いられます。薬物療法により効果的にコントロールすることができます。

●P・Ca・PTH をコントロールする薬

コントロールする薬	P	Ca	PTH
[　　　　　　　]	低下↓		
[　　　　　　　　　　]	上昇↑	上昇↑	低下↓
[　　　　　　　　　　　　　　]	低下↓	低下↓	低下↓

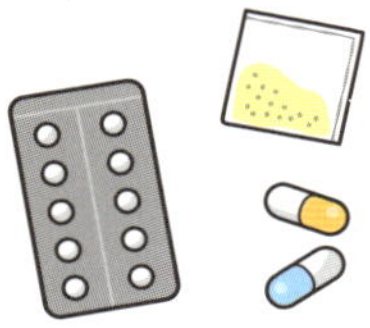

カルシウム受容体作動薬のポイント

- カルシウム受容体作動薬によって副甲状腺の摘出術が減少し、薬物療法が主流となりました。
- **注射薬**：週 3 回、透析中の投与が一般的です。エテルカルセチド塩酸塩（パーサビブ®）やウパシカルセトナトリウム水和物（ウパシタ®）があります。
- **内服薬**：シナカルセト塩酸塩（レグパラ®）やエボカルセト（オルケディア®）があります。

5 血圧を下げる薬

- [　　　　　　] は、主に 4 つの種類があり、それぞれ異なる作用で血圧を下げます。

① [　　　　　　　　　　　　] ：血管の筋肉に対する Ca の働きを抑え血管の収縮を防ぐ。
② ACE《エーシーイー》阻《そ》害薬《がいやく》・アンジオテンシンⅡ受容体拮抗薬（ARB）：交感神経の活性を抑え、血管を拡張させることで血圧を下げる。
③ [　　] 遮断薬：交感神経の働きを抑制して、心拍出量を減らすことで、血圧を下げる。
④ [　　] 遮断薬：血管の収縮を抑えて、血圧を下げる。

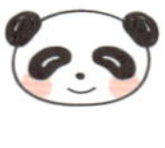

定期的に、飲み忘れや飲み間違えがないかなどの服薬状況を確認することが大切です。

① 透析患者によく使われる薬剤…2

習得のコツ 貧血の薬を理解するには、造血における腎臓の役割などもいっしょに理解しよう。

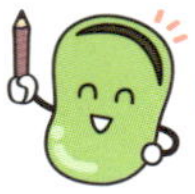

[　　] に合う語を選んで書き込んでみよう！（何度も使う語があります）
1　3　10　12　赤血球　分解酵素　エリスロポエチン　低酸素誘導因子
赤血球造血刺激因子製剤

3 貧血を改善する薬

- 腎臓の働きには、骨髄で赤血球の産生を促す造血《ぞうけつ》ホルモンである [　　　　　　] (EPO《エポ》) を作る役割があります。腎機能が低下して十分に造血ホルモンが作られなくなると、貧血（腎性貧血《じんせいひんけつ》）が引き起こされます（p.19「エリスロポエチンの分泌と腎性貧血」参照）。
- 貧血改善の治療には薬物治療と輸血がありますが、輸血は多くのリスクを伴うため、通常は薬を投与します。
- 治療の目標値は、ヘモグロビン [　　] ～ [　　] g /dL です。

① ESA 製剤（すべて注射製剤）

- 赤血球を作る働きを助ける薬を [　　　　　　] (ESA《イーエスエー》製剤) と総称します。体内で [　　　　　　] と同様に働き、[　　　　] をつくります。

一般名	主な商品名	半減期（静；静脈内投与、皮；皮下投与）	投与間隔
エポエチンアルファ	エポジン®	静：約 8 時間、皮：20～24 時間	週に [　] ～ [　] 回
エポエチンベータ	エスポー®	静：4～8 時間、皮：20～24 時間	
エポエチンカッパ	エポエチンアルファBS	静：約 6 時間、皮：24～30 時間	
ダルベポエチンアルファ	ネスプ®	静：24～72 時間、皮：48～144 時間	週 [　] 回もしくは 2 週に [　] 回
エポエチンベータペゴル	ミルセラ®	静：175～200 時間、皮：171～208 時間	4 週に [　] 回

② HIF-PH 阻害薬（すべて内服薬）

- 赤血球を増やす酵素 [　　　　　　(HIF《エイチアイエフ》)] を分解するプロリン水酸《すいさん》化《か》酵素《こうそ》(PH《ピーエイチ》) の働きを抑えます。赤血球を増やす酵素は常に必要ではないため、体内では [　　　　] によってその働きが止められます。HIF-PH 阻害薬はこの分解を防ぐことで、常に [　　　　] を増やすことができ、貧血の改善に役立ちます。
- **毎日（1日1回）投与**：ダプロデュスタット（ダーブロック®）、バダデュスタット（バフセオ®）、エナロデュスタット（エナロイ®）など。
- **週 3 回（1日1回）投与**：ロキサデュスタット（エベレンゾ®）のみ。

よく使う薬の特徴を覚えよう。ESA 製剤は多くの患者さんに投与されていますが、HIF-PH 阻害薬と ESA 製剤との併用は現在認められてはいません。

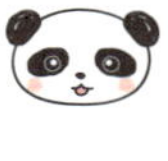

実践編Ⓒ　透析治療に用いられる主な薬剤を理解する

① 透析患者によく使われる薬剤…3

習得のコツ 副甲状腺機能改善のための薬物療法と、降圧薬の種類ごとの作用を理解しよう。

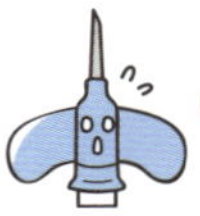

[　　] に合う語を選んで書き込んでみよう！（2度使う語があります）
α　β　上昇　過剰　降圧薬　リン吸着薬　ビタミンD製剤　カルシウム拮抗薬
副甲状腺ホルモン　カルシウム受容体作動薬

4 副甲状腺機能を改善する薬

- 副甲状腺《ふくこうじょうせん》から分泌される［　　　　　　　　（PTH）《ピーティエイチ》］は、血中のリン（P）やカルシウム（Ca）の量、骨のCaの量を調整します。透析患者は血中のPやCaの濃度が［　　　］しやすく、この際にPTHの分泌も［　　　］になります。過剰なPTHは、骨からPやCaを溶かし出すため、血中のPやCaの濃度をさらに上昇させ、骨がもろくなります。機能の改善にはPとCaを適切にコントロールし、PTHの分泌を抑えることが必要です。
- コントロールには、Pでは［　　　　　　］、CaではCa値を高める働きがある［　　　　　　　］が、PTHでは［　　　　　　　　　　　　］が用いられます。薬物療法により効果的にコントロールすることができます。

●P・Ca・PTHをコントロールする薬

コントロールする薬	P	Ca	PTH
[　　　　　　]	低下⬇		
[　　　　　　　　]	上昇⬆	上昇⬆	低下⬇
[　　　　　　　　　　　　]	低下⬇	低下⬇	低下⬇

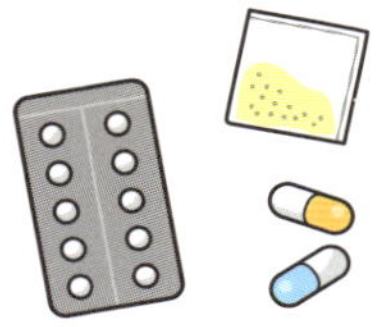

カルシウム受容体作動薬のポイント

- カルシウム受容体作動薬によって副甲状腺の摘出術が減少し、薬物療法が主流となりました。
- **注射薬**：週3回、透析中の投与が一般的です。エテルカルセチド塩酸塩（パーサビブ®）やウパシカルセトナトリウム水和物（ウパシタ®）があります。
- **内服薬**：シナカルセト塩酸塩（レグパラ®）やエボカルセト（オルケディア®）があります。

5 血圧を下げる薬

- ［　　　　］は、主に4つの種類があり、それぞれ異なる作用で血圧を下げます。

①［　　　　　　　　　　］：血管の筋肉に対するCaの働きを抑え血管の収縮を防ぐ。

② ACE《エーシーイー》阻《そ》害薬《がいやく》・アンジオテンシンⅡ受容体拮抗薬（ARB）：交感神経の活性を抑え、血管を拡張させることで血圧を下げる。

③［　　］遮断薬：交感神経の働きを抑制して、心拍出量を減らすことで、血圧を下げる。

④［　　］遮断薬：血管の収縮を抑えて、血圧を下げる。

定期的に、飲み忘れや飲み間違えがないかなどの服薬状況を確認することが大切です。

② 透析患者で減量が必要な薬と必要でない薬

習得のコツ 治療で薬が「腎臓から排出されるか」「透析で除去されるか」についての理解が大切です。

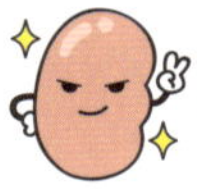

［　　］に合う語を選んで書き込んでみよう！（2度使う語があります）
排出　分解　低い　水溶性　脂溶性　小さい　大きい　少ない　減らす

1 腎臓から排出される薬（抜けにくい薬：腎臓から尿として体外に排出される）

- 腎臓で代謝される割合が高い薬と、腎臓以外の臓器で代謝される割合が高い薬があります。
- ［　　　　］の薬：腎臓で代謝される（尿として［　　　］）割合が高い薬です。抗ウイルス薬、抗菌薬、抗真菌薬、抗不整脈薬、H_2拮抗薬、抗がん剤、造影剤などがあります。
- ［　　　　］の薬：肝臓など他の臓器で代謝（［　　　］）される割合が高い薬です。

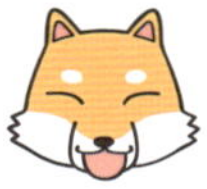

透析で除去されにくい薬のポイント

- **腎臓からの排出が多く、透析で除去されにくい薬**：体内に蓄積するリスクが高いため、服用量を大幅に［　　　　］必要があります。
- **水様性の薬**：透析患者では、尿の量が極めて少ない、もしくは全く出ない人が多いことから、水様性の薬は体内に蓄積する可能性があるため、通常よりも［　　　　］量で服用する必要があります。

2 透析で除去される薬（抜けやすい薬：透析で薬が除去され、体外に出ていく）

- **透析で除去されやすいか**：分子の大きさ、蛋白結合率《たんぱくけつごうりつ》、分布容積《ぶんぷようせき》などにより決まります。
- **分子量が小さい**：薬の粒子が［　　　　］ほど、透析膜の穴を通過しやすく、体外に除去されやすくなります。通常のダイアライザでは1,000ダルトン以下の分子量が基準で、ハイパフォーマンスのものでは3,000ダルトン以下の分子量の物質が除去されやすいです。
- **たんぱく質と結合していない**：血液中に存在するたんぱく質は、数千ダルトンから数千万ダルトンと非常に［　　　　］ため、薬がたんぱく質に結合していると透析膜を通過できず、除去されません。
- 血液中に多く存在する：体の中で薬は、血液、間質液、細胞内などに存在していて、透析で除去できるのは血液中にある場合だけです。薬が血液中に多く存在することを分布容積が［　　　　］、あるいは組織移行性《そしきいこうせい》が［　　　］といいます。

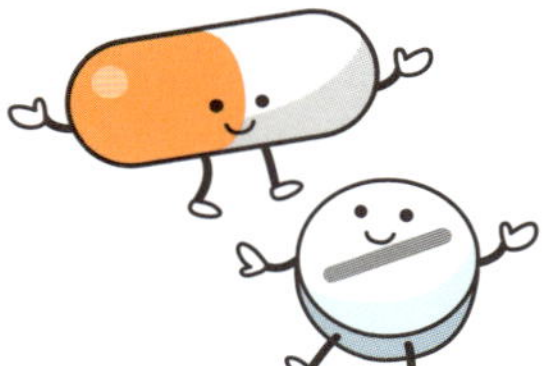

抜けやすい薬は、透析日と非透析日で投与のタイミングが異なることがあるので注意しよう。また、透析で除去されやすい薬は、透析前や透析中の投与を避けたり、透析後に不足分を補充したりする必要があります。

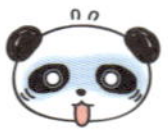

実践編D　患者指導に必要な検査の見方とアクセス管理を理解する

① 透析が効果的に行われているかを確認する検査

習得のコツ 基本の検査データは、透析と透析の間が一番空いた日の透析開始時の採血の値を用います。

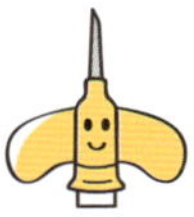

[　　] に合う語を選んで書き込んでみよう！
月　火　8～13　10～15　60～90　良い　高め　高く　多い　透析前　週初め
透析効率　尿毒素物質

1 基本の検査データ

- **採血日**：透析日が「月・水・金」では [　　] 曜日、「火・木・土」では [　　] 曜日になります。

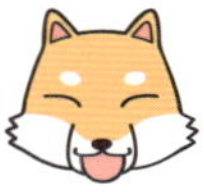

理解のポイント
- 体内の老廃物の蓄積が多いのは、透析をしない日が一番長く空いた日の [　　　　] で、検査データが一番悪い状態になります。その状態を把握するには採血を [　　　　] に行います。

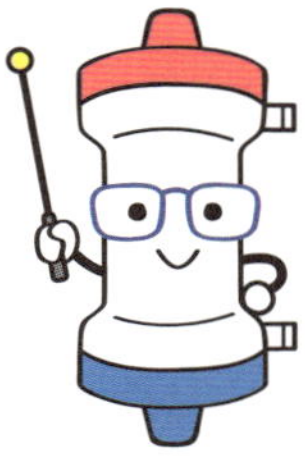

2 クレアチニン（Cr）

- **透析患者の基準値**：男性では [　　　　　　] mg/dL、女性では [　　　　　　] mg/dL です。

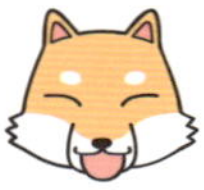

理解のポイント
- 筋肉から産生される物質で、筋肉の [　　] 人ほど [　　] になります。

3 血中《けっちゅう》尿素窒素（BUN）

- **透析患者の基準値**：[　　　　　　] mg/dL

尿素窒素は、たんぱく質がエネルギーとして体内で“燃やされた”あとに残るカスで、体内にたまる老廃物の代表格です。たんぱく質の摂り過ぎや [　　　　　　] が悪い（透析不足）ときやエネルギー不足時にも [　　] なります。

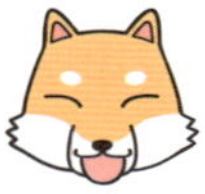

理解のポイント
- **透析効率**：1 回の透析でどれだけ [　　　　　　] の除去量がどれだけ下がったかのことで、透析前に比べ透析後の値が低いほど、透析効率が [　　] ことになります。

採血する日によって値や評価が変わってきます。注意しよう。

② 食生活が適切かを確認する血液検査

習得のコツ 採血結果で日頃の食生活がまるわかりです。基準値や検査の目的なども理解しよう！

[　　] に合う語を選んで書き込んでみよう！
3.5　4.0　5.0　5.5　筋肉　水分　野菜　果物　むくみ　しびれ　不整脈　生命予後

1 アルブミン（Alb）

- **透析患者の管理目標値**：[　　　] ～ [　　　] g/dL です[1)]。
- [　　　　　] を予測する指標の一つで、肝臓でつくられます。
- 半減《はんげん》期《き》は約 21 日のため、この数値は約 3 週間前の体の状態を反映しています。
- 血液や [　　　] に多く存在し、[　　　] 量を調整する働きがあります。値が低下すると、血管の外に水分が漏れ出し、全身の [　　　　] や腹水、胸水などの症状が現れます。

アルブミンによる栄養状態の評価のポイント

Alb の値は炎症、代謝亢進、肝機能障害、透析などの影響を受けるため、Alb だけで栄養状態を完全に評価することはできません。ドライウエイトの変化や、高齢者では GNRI[2)] という指標を用いる必要があります。これらの指標を総合的に用いて判断したり、栄養アセスメントを行ったりする必要があります[3)]。

2 カリウム（K）

- **透析前の管理目標値**：[　　　] ～ [　　　] mEq/ L です[2)]。
- さまざまな食材に含まれており、特に [　　　] や [　　　] に多く含まれています。
- 腎機能が低下すると尿中に K がうまく排泄されず、血清 K 濃度が上昇します。濃度が上昇すると手足や唇の [　　　　]、脱力感、[　　　　] などの症状が現れ、最悪の場合、心停止を引き起こす危険があります。K 濃度は低すぎても症状を引き起こします。

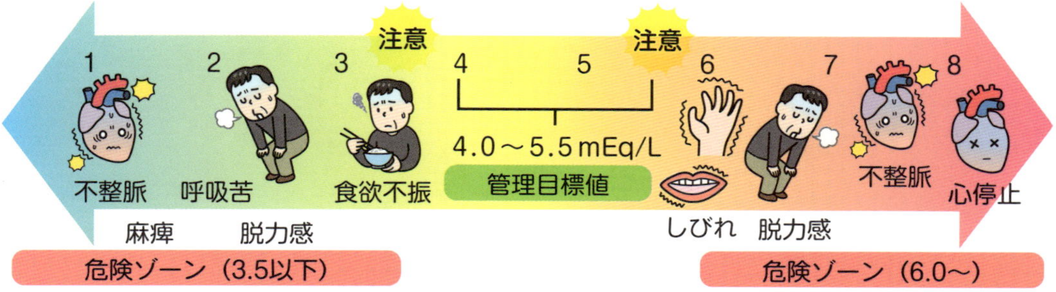

カリウム濃度のコントロールには、十分な透析量を確保することと食事におけるカリウム制限が非常に重要です。

③ 貧血状態を確認する検査

習得のコツ　透析にとって貧血項目は重要なポイントです。貧血の基準値を理解しよう。

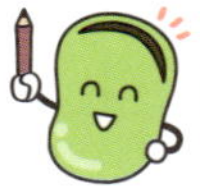

［　］に合う語を選んで書き込んでみよう！（2度使う語があります）
10　11　12　13　血色素

1　ヘモグロビン（Hb）[5]

- 血液中の赤血球に含まれるヘモグロビン［　　　］の量を示します。
- 成人の血液透析（HD）患者の維持すべき目標Hb値：週初めの採血で［　　］g／dL 以上［　　］g／dL 未満とし、複数回の検査でHb値［　　］g／dL 未満となった時点で腎性貧血治療を開始することを推奨しています。

●成人の血液透析（HD）患者の維持すべき目標Hb値

	60歳未満	60歳以上70歳未満	70歳以上
男　性	13.5g／dL 未満	12.0g／dL 未満	11.0g／dL 未満
女　性	11.5g／dL 未満	10.5g／dL 未満	10.5g／dL 未満

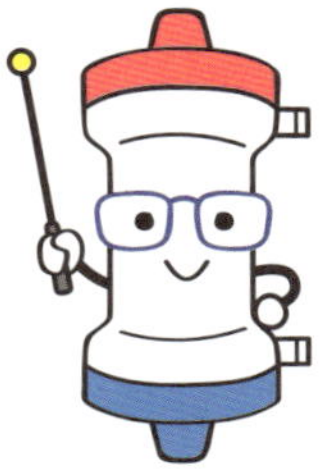

- 成人の腹膜透析（PD）患者の維持すべき目標Hb値：［　　］g／dL 以上［　　］g／dL 未満とし、複数回の検査でHb値［　　］g／dL 未満となった時点で腎性貧血治療を開始することを提案するとされています。

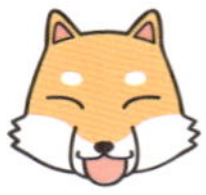

腎性貧血では、動悸、息切れ、立ちくらみ、血圧低下などの症状がみられます。貧血になる原因・病態、貧血を改善する薬についても調べてみよう（p.19 入門編「⑤血液をつくる働きを助ける」、p.49　実践編Ⓒ「①透析患者によく使われる薬剤…2」参照）。

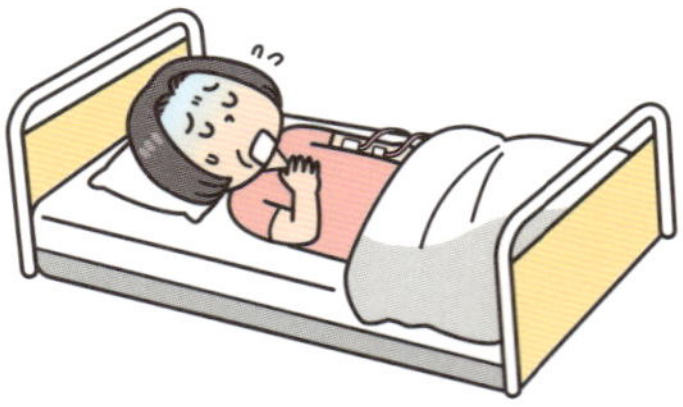

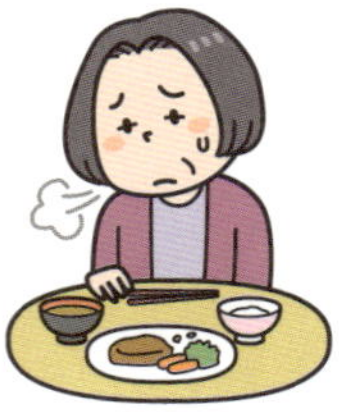

④ 骨の代謝異常を確認する検査

習得のコツ 通常の骨粗鬆症とは若干異なります。症状に合った治療をすることが大切です。

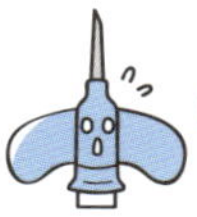

［　　］に合う語を選んで書き込んでみよう！
3.5〜6.0　8.4〜10.0　60〜240　上昇　便秘　しびれ　かゆみ　石灰化
破骨細胞　CKD-MBD　活性型ビタミンD_3

1 補正カルシウム（補正 Ca）

- **透析患者の基準値**：［　　　　　　　　］mg/dL
- 増加すると［　　　　］、［　　　］、腸閉塞、ひどい場合は意識障害が起こります。
- 腎機能が低下するとカルシウムの吸収を助ける［　　　　　　　　　　　］が分泌されないため、低カルシウム血症となります。

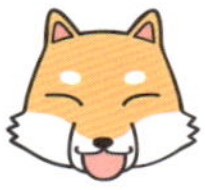

観察のポイント

- **低アルブミン（Alb）血症（4.0g/dL 未満）がある場合**：実測のカルシウムの値より低めになるため、「補正 Ca 濃度＝実測 Ca 濃度＋（4 − Alb 濃度）」の計算式で補正し、これを指標とします。
- **「Alb ＞ 4」のとき**：補正の必要はありません。

2 リン（P）

- **透析患者の基準値**：［　　　　　　　］mg/dL
- 増加すると骨がもろくなり、関節や周囲の血管が硬くなり、［　　　　　］を起こします。動脈硬化や［　　　　］の原因にもなります。

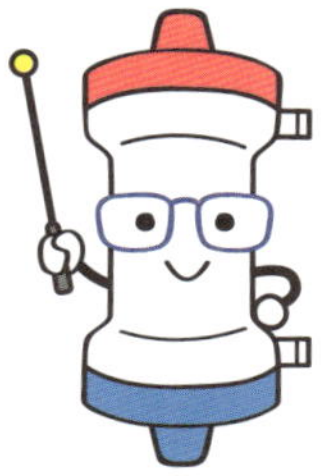

3 インタクト PTH

- **透析患者の基準値**：［　　　　　　　］pg/mL
- 骨は無機質な塊ではなく、骨折しても治癒するように活発に代謝を行っています。
- 透析患者に起こる骨障害を総称し［　　　　　　　　］といいます。

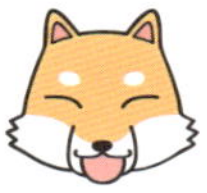

副甲状腺ホルモン（PTH）のポイント（体内での作用）

- 副甲状腺は甲状腺の裏側に位置する米粒大の臓器で、一般に 4 つあり、上皮小体ともよばれ、副甲状腺ホルモン（PTH）を分泌しています。PTH は［　　　　　］に作用し骨を溶かして（骨吸収）、血中にカルシウムを導き、血中カルシウム濃度を［　　　］させる作用があります。

基準値を上回る場合は、他科から薬（例えば、整形外科の骨粗鬆症治療薬）が処方されていないかも確認してみよう！

実践編D　患者指導に必要な検査の見方とアクセス管理を理解する

⑤ フットケアに必要な検査

習得のコツ フットケア中での気づきを、下肢血流評価と併せてアセスメントしていこう！

[　　] に合う語を選んで書き込んでみよう！（何度も使う語があります）
0.6　0.9　爪　上昇　閉塞　灌流　機能的　石灰化　末梢動脈疾患

1 透析患者と末梢動脈疾患の関係

透析患者は、[　　　　　　　　] などを発症しやすく、足病変や [　　] のトラブルが起こりやすい状態です。日頃から、足を観察・ケアして、重篤な合併症予防に努めましょう。

2 足関節 / 上腕血圧比（ankle-brachial pressure index ; ABI）

- ABI は、[　　　　] 診断として血流を評価します。0.9～1.3 が正常値で、[　　　] 以下を血流障害と診断します。

0.6 未満は重症、0.3 以下は極めて重篤と診断されます。

- **糖尿病や透析患者の場合**：[　　　　] の影響が強いため、正常値より高値を示すこともあります。偽正常値として 1.3 以上の場合は、動脈壁の [　　　　] を疑います。
- **脈派伝播速度（pulse wave velocity ; PWV）**：自動測定器で動脈硬化の指標となる PWV を同時に測定できます。血管壁の硬化が進むと PVW は [　　　] します。
- **足趾上腕血圧比（toe brachial pressure index ; TBI）**：下腿血管に比べ動脈壁の [　　　　] の影響を受けにくいため、糖尿病や透析患者などの評価に適しています。[　　　] 以下では血流障害を疑います。

看護のポイント（シャント側負担や圧迫を避ける）
シャント肢の血管を圧迫すると血液が滞り、シャントが [　　　] しやすくなるので、シャント肢にカフを巻かないよう注意しよう！

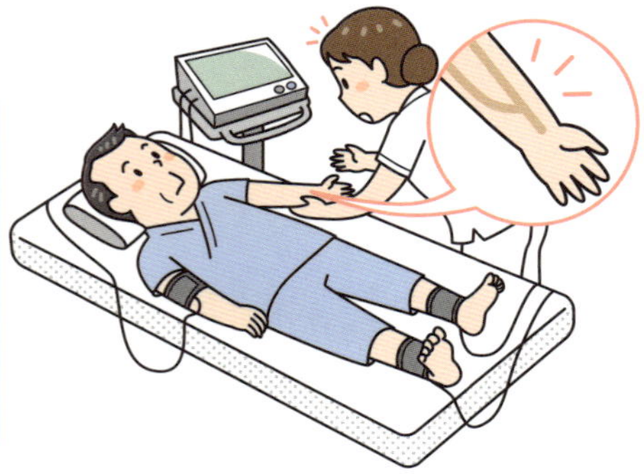

3 皮膚灌流圧（skin perfusion pressure ; SPP）

- SPP は、レーザードプラと血圧カフを組み合わせることにより、皮膚表面の [　　　] 血圧を測定します。血流が著しく低下している重症虚血肢でも SPP の速度感度が高いため、評価が可能です。潰瘍治癒評価にも用いられ、潰瘍治癒の基準値は SPP30mmHg 以上です。

下肢血流評価では、ABI、SPP での非侵襲的スクリーニング検査が第一選択とされることが多い、大切な検査です。覚えて早期発見・早期治療に役立てよう！

⑥ 血液検査以外で注意したい検査…1

習得のコツ 採血項目以外の検査データについて知ろう！

[　　] に合う語を選んで書き込んでみよう！（2度使う語があります）
18.4　43　働き　高い　低下　水分量

1 ヒト心房性《しんぼうせい》ナトリウム利尿《りにょう》ペプチド（hANP《ハンプ》）

- 定期的な測定は行いませんが、体内の [　　　　] を敏感に表す値で、透析中の除水に伴い速やかに [　　　] するため、ドライウエイト（DW）の判断に有用です。
- 透析患者の基準値：[　　　] 以下 pg/mL[8)]。透析患者における基準値は報告によりさまざまですが、DW 達成時（透析終了後）に 50～100pg/mL 以下です。

透析後採血値の注意値：100pg/mL 以上→ DW を下げる！
25pg/mL 以下→ DW を上げる！

2 脳性《のうせい》ナトリウム利尿ペプチド（BNP）

- 心臓に負担がかかると心臓（主に心室）から血液に分泌されるホルモンで、数値が [　　　] ほど心臓に負担がかかっているといえます。
- 透析中の除水によって [　　　] しますが変化は小さく、DW の判断よりも心疾患の進行度を調べるのに有用です。代謝が腎機能の影響を受けるため、透析患者では心不全が存在しない場合でも [　　　] 数値を示します。そのため適正な DW にあり、心不全症候を認めない時点で測定した値を基準とします。
- **透析患者の基準値**：[　　　　] 以下 pg/mL[8)]

3 心臓超音波検査（心エコー）

- 超音波装置を用いて、心臓の様子を画像に映し出して診断する検査です。
- **検査目的**：心臓の形の異常を発見する形態的診断、心臓の [　　　] をみる機能的診断を行います。

心エコーで注意すべきポイント（異常な場合に疑われる疾患）
- 心肥大《しんひだい》
- 拡張型心筋症《かくちょうがたしんきんしょう》
- 各種の弁膜症《べんまくしょう》
- 心拡大
- 心筋梗塞《しんきんこうそく》
- 先天性の心疾患
- 弁狭窄症《べんきょうさくしょう》など

hANP は DW が適切か評価する指標ですが、DW は臨床での症状、患者さんの状態など総合的に判断すべきであり、hANP だけを頼りにするのはよくありません。

⑥血液検査以外で注意したい検査…2

習得のコツ 心胸比は非常に個人差が大きい検査なので、経時的変化の観察が必要です。

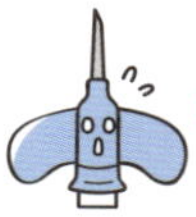

[　　] に合う語を選んで書き込んでみよう！（2 度使う語があります）

1　8　2〜4　3〜5　浮腫　胸郭　心臓　多く　大きく　水分量　高齢者
心臓疾患　たんぱく質量　前回透析後体重

4 InBody《インボディ》による生体電気インピーダンス法（BIA 法）

- InBody を用いて、微弱電流を体に流し、その電気抵抗の差で [　　　　] や脂肪量を測定します。除水後の [　　　] 率を確認することで DW が適正かを判断する指標です。筋肉量や [　　　　　　　] なども確認でき、栄養状態や QOL の指標にも活用できます。

5 心胸比《しんきょうひ》（CTR）

- 心胸比とは胸部 X 線写真上で [　　　] の幅に対する [　　　] の幅の割合のことです。
- 目標値：50%程度[10]。余分な水分が体にたまると、数値が [　　　　] なるため、DW を決める指標の 1 つとして使用されています。

心胸比の求め方

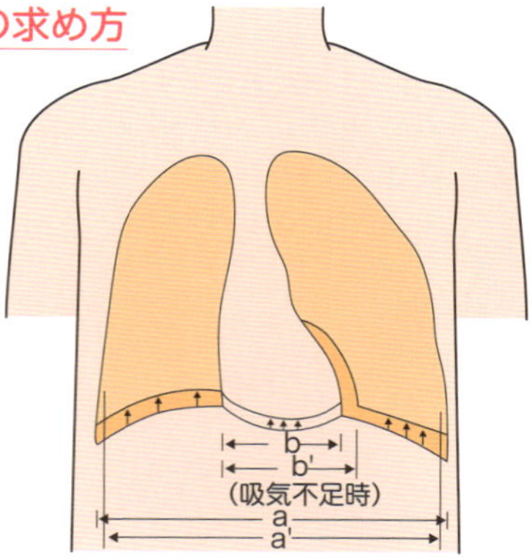

心胸比[11]を参考に作成

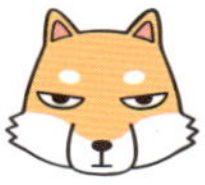

観察のポイント

[　　　　] や [　　　　　]
のある患者は基準より多少大きくなることがあります。

a、a'：胸郭横径
b、b'：心横径

心胸比（深吸気時）＝ $\frac{b}{a} \times 100\%$

心胸比（吸気不足時）＝ $\frac{b'}{a'} \times 100\%$

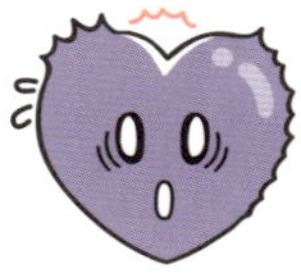

6 体重増加量

- 透析前の体重から DW を引いた差分の増加量です。塩分約 [　] g を摂取すると、体内の塩分濃度を保とうとして無意識に 1L の水分を摂取するといわれています（体重は [　] kg 増加することとなる）。透析間の体重増加が多いと、1 回除水量が [　　　] なり心臓への負担が [　　　　] なります。
- **体重増加率の算出式（%）**：（透析前体重－ [　　　　　　　　　　]）÷ DW × 100
- **体重増加率の目安**：中 1 日 [　　　] %、中 2 日 [　　　] %

DW 検討や、状態確認に必要な項目です。測定・計算方法を覚えて、実際に計算してみよう。

実践編 D　患者指導に必要な検査の見方とアクセス管理を理解する

⑦ アクセス管理…1

習得のコツ　モニタリングの基本である「見る・聴く・触る（p.33）」で観察してみよう！

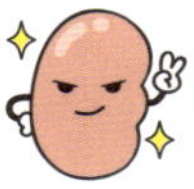

[　]に合う語を選んで書き込んでみよう！
狭窄　腫脹　静脈圧　定期的　機能評価　機能不全　血管狭窄　狭窄部位　止血時間

1　バスキュラーアクセス（VA）

● 血液透析に必要な、患者側に設ける仕組み（アクセス）のことで、透析患者の命綱ともいえます。毎日のVA機能のモニタリング・サーベイランスは、VAトラブルの予防・早期発見・早期治療に重要な意味を持ちます。専門知識を持ち、患者指導や透析ごとのモニタリングをきちんと行えることが大変重要です。

● VA機能のモニタリング：[　　　　　　]を検出するために毎透析時の観察結果を評価すること
● VA機能のサーベイランス：[　　　　　]に特定の検査法で[　　　　　]を行うこと

2　VA機能のモニタリングの実際

● モニタリング方法：シャントスリル、シャント雑音、シャント静脈全体の触診（[　　　]部位確認）、ピロー部の状態確認、[　　　　]の延長、シャント肢の[　　　]、脱血不良、不整脈、[　　　]の上昇、透析後半1時間での血流不全の有無・変化を評価します。
● バスキュラーアクセススコアリング（VAS）：上記を点数化し、客観的に評価する1つの方法です。

3　VA機能のサーベイランスの実際

● 超音波希釈法・超音波ドプラー法・クリットライン法・熱希釈法によるVAの血流量測定や、超音波検査などによって行います。
● 超音波検査では、VAの機能評価（上腕動脈血流量・血管抵抗係数〈RI〉・平均血流量）・形態評価を非侵襲的に行うことができ、[　　　　　]の確認にも有用です。

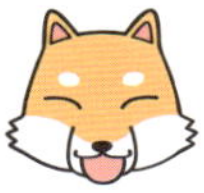

観察のポイント（VAの血流量の基準値[12]）

● アクセス血流量が観察の判断基準に用いられます。
● ①か②のどちらかがみられれば[　　　　　]の可能性あります。

	AVF	AVG
①アクセス血流量	500mL/分未満	650mL/分未満
②ベースの血流量との比較	20%以上減少	

日常のモニタリングとして、患者さんとの会話の中にもたくさんヒントが隠されていますので、積極的にコミュニケーションをとるようにしよう。

実践編D 患者指導に必要な検査の見方とアクセス管理を理解する

⑦アクセス管理…2

習得のコツ 患者さんの大切な VA をより長持ちさせるために、観察力を高める努力をしよう！

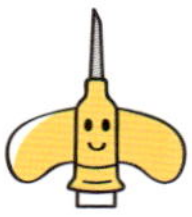

［　　］に合う語を選んで書き込んでみよう！（何度も使う語があります）
正常　異常　静脈　動脈　血栓　血小板　内壁　インターベンション

4 VA 機能のモニタリングの流れ

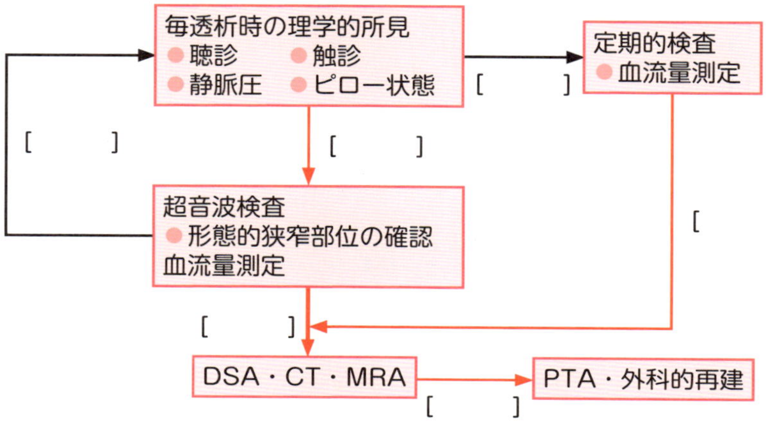

VA 機能モニタリング・サーベイランスのフロー図[13)より]

DSA（digital subtraction angiography）：デジタルサブトラクション血管造影撮影
PTA（percutaneous transluminal angioplasty）：経皮的血管拡張術

5 血管が狭くなる原因と治療

血管が狭くなり、十分な血流を保てなくなると透析が良好にできなくなってしまいます。このような場合、［　　　　　　　　　　］治療や、手術による治療を行います。

①繰り返し針を刺すことで血管が狭くなる

毎透析時に同じ血管に穿刺し、止血を繰り返すことで、少しずつ［　　　　］の作用や［　　　］などにより血管が狭くなっていきます。

②血液の流れが影響して狭くなる

動脈と静脈をつなぐことで、本来弱い組織である［　　　］の壁に［　　　］の強い血圧がかかり、静脈の［　　　］が厚くなることによって血管が狭くなっていきます。

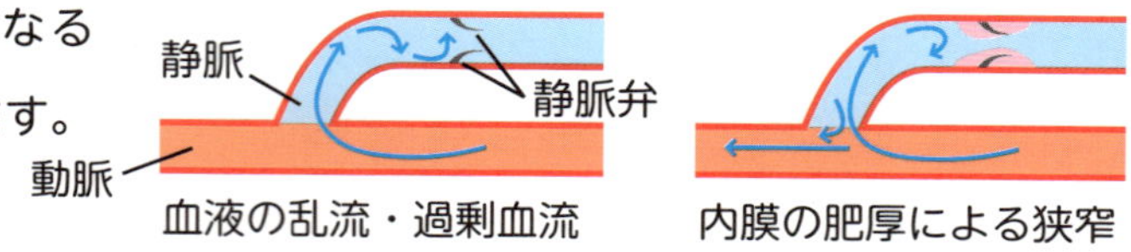

治療法を知り説明できるようになると、患者さんからの信頼を得られるようになりますよ。

実践編Ⓔ 患者指導に必要な食事療法を理解する

① 透析患者の栄養指導の基本…1

習得のコツ 透析によって損失する栄養素を整理すると、食事で何を必要とするのか理解しやすいです。

[　]に合う語を選んで書き込んでみよう！（2度使う語があります）
8　12　減塩　同化　異化　尿素　小腸　環境　リン　尿毒素　栄養素　アミノ酸
カリウム　たんぱく質　エネルギー

1 食事療法の目的

- 体内に溜まっている尿素窒素や水分、[　　　]、[　　　]などを透析で取り除きます。透析で取り除かれる[　　　]は、食事から補う必要があります。
- 透析終了から次の透析までの間に食事を食べ過ぎてしまうと、[　　　]が体に溜まり、体内の[　　　]が悪くなるため、個々の患者さんに合わせた食事管理が必要になります。

栄養指導のポイント

- 透析によるたんぱく質の異化亢進を抑えるために十分な[　　　　]を摂取する。
- 尿毒症物質が多くならないように適切な[　　　　]を摂取する。
- 電解質のバランスを崩さないように[　　　]と[　　　]の摂取量を調整する。
- 体水分量が過剰になるのを防ぐために[　　　]をして体水分バランスを保つ。

---

2 たんぱく質の代謝

- たんぱく質は、体内のアミノ酸プールから常につくられる[　　　]と、壊す[　　　]を繰り返して人体を構成しており、一部のアミノ酸は分解され、[　　　]として体外に排泄されます。1回の透析で、たんぱく質およびアミノ酸は[　]〜[　]g程度失われます。

アミノ酸プール（遊離アミノ酸）[1]を参考に作成

体内に一定量貯蔵されているアミノ酸のことをアミノ酸プールとよびます。図をみて理解しよう！

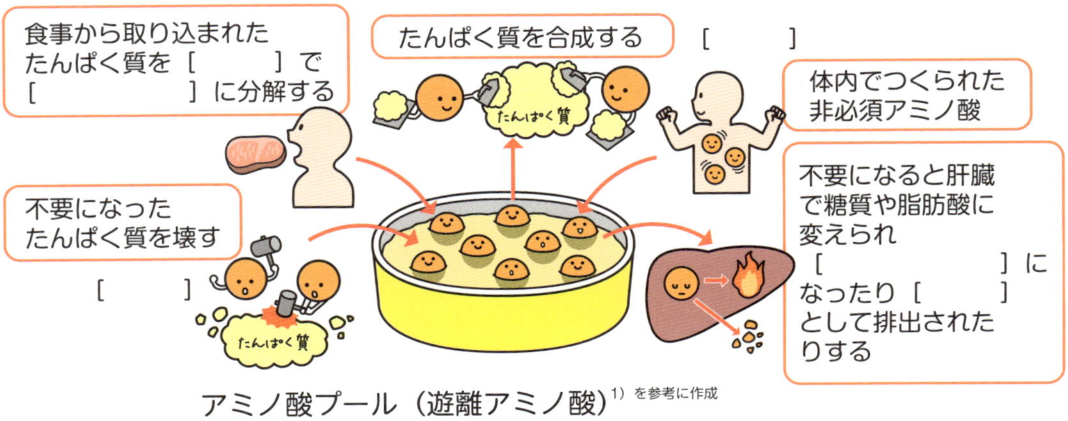

実践編Ⓔ　患者指導に必要な食事療法を理解する

①透析患者の栄養指導の基本…2

習得のコツ 摂取量などは、実際に自身の体重に当てはめて計算してみると理解しやすいです。

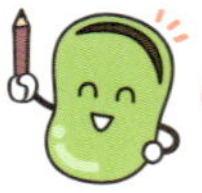

［　　］に合う語を選んで書き込んでみよう！（2 度使う語があります）
0.9　1.2　6　15　20　30　35　55　2,000　糖質　脂質　過剰　不足　摂取
嗜好　ミネラル　ビタミン

3 摂取たんぱく質量の評価

- **蛋白《たんぱく》異《い》化《か》率《りつ》（PCR）**：体内で分解された蛋白（アミノ酸）の量を表しています。同化と異化のバランスが取れているときの、蛋白の壊される速さはつくられる速さに等しく、また、蛋白がつくられる速度はたんぱく質［　　　］量に等しくなります。
- **標準化蛋白異化率（nPCR）**：蛋白異化率をその患者さんの体重で補正したものです。

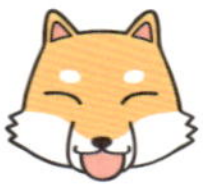

栄養評価のポイント

- PCR は、たんぱく質［　　　］量の指標になります。nPCR が 0.9 以下の場合はたんぱく質摂取量が［　　　］している、1.2 以上の場合は［　　　］であると評価します。

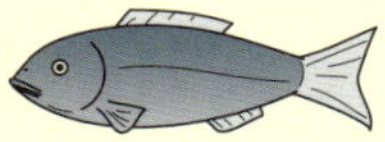

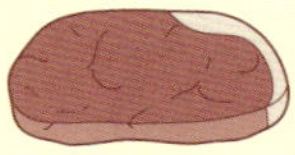

4 透析食

透析食はバランスと工夫で食べる食事です。一定の食事基準の範囲内で、患者さんの［　　　］や生活状況に合わせた食事を工夫し、選択していくことが大切です。

●血液透析（週 3 回）の 1 日当たりの食事摂取基準 [2)]

患者個々によって必要栄養量は異なります。特に透析日は食事量を減らさないことが大事です。

- エネルギー：［　　］～［　　］kcal/kg
- たんぱく質：［　　　］～［　　　］g/ 標準体重 kg
- 食塩：［　］g
- 水分：できるだけ少なく
- カリウム：［　　　　　］mg 以下
- リン：たんぱく質（g）×［　　］mg 以下

5 透析食のポイント①：バランスの良い食事

［　　　］と［　　　］は体を動かす力のもととなり、たんぱく質は血や肉になります。［　　　　　］［　　　　　］は体の調子を整えてくれます。これらの栄養素を適切な比率で摂ることにより、バランスの良い食事となります。たんぱく質［　　］～20%、炭水化物［　　］～65%、脂質［　　］～25%の割合になるように摂取します。

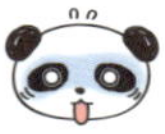

食事は 1 日 3 回規則正しく摂り、朝食を抜いたり、夜食を習慣的に食べたりしないよう説明しよう。

実践編E 患者指導に必要な食事療法を理解する

① 透析患者の栄養指導の基本…3

習得のコツ 体重増加を気にして、無理な食事制限をしていないか患者さんの声や状態を観察しよう！

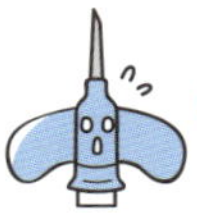

[　]に合う語を選んで書き込んでみよう！
1　2　透析　高値　貯蓄　脂質　片手　老廃物　痩せて　活動量　炭水化物

6 透析食のポイント②：消費量に合った十分なエネルギー摂取

安静にしていても心臓を動かしたり、呼吸や体温を維持したりするために消費されるエネルギーを基礎代謝量といいます。これに加え、[　　　]と[　　　]によりエネルギーが消費されるため、消費量に見合ったエネルギーが必要となります。

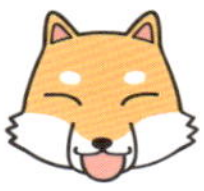

栄養指導のポイント
- エネルギー摂取量と消費量のバランスが悪く、摂取量より消費量が上回ると[　　　]いきます。
- 予防には、[　　　]や[　　]から十分なエネルギーを摂ることが大事です。

7 透析食のポイント③：適量なたんぱく質摂取

たんぱく質は体内に[　　]できないため、摂り過ぎると[　　　]が増え、尿素窒素やリン、カリウムなどが[　　]になります。

●1食のたんぱく質量の目安（植物性たんぱく質と動物性たんぱく質の組み合わせ例）

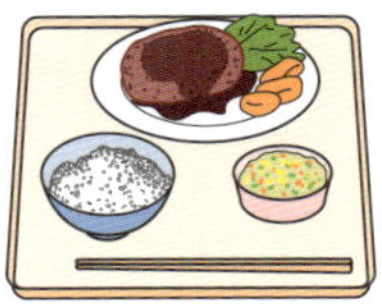

肉（動物性）

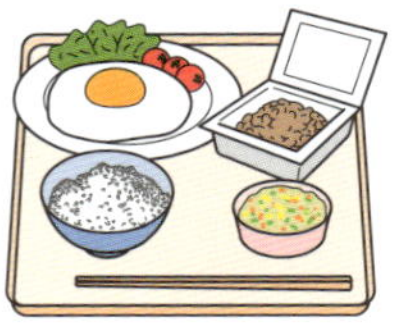

卵（動物性）＋納豆（植物性）

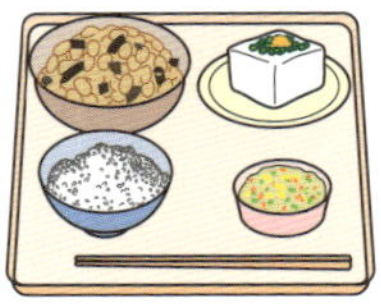

大豆煮（植物性）＋豆腐（植物性）

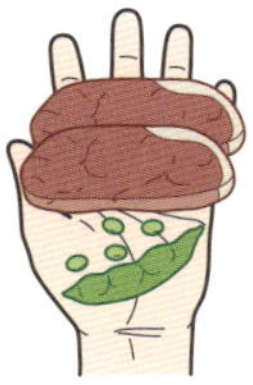

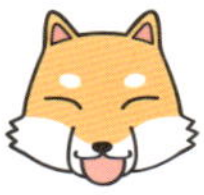

栄養指導のポイント
- 量は[　　]のひらの大きさと厚さが1食の目安になります。
- 動物性たんぱく質は[　]種類、植物性たんぱく質は[　]種類を目安に組み合わせると、1食に必要な量をおおよそ摂取することができます。
- p.65「②炭水化物、たんぱく質、脂質の食事のポイント」参照。

患者さんの食事内容とともに、食欲についても確認しておこう！

実践編Ⓔ 患者指導に必要な食事療法を理解する

① 透析患者の栄養指導の基本…4

習得のコツ 個々によって必要量は異なるため、その人にあった適切な量を示せることが大事です。

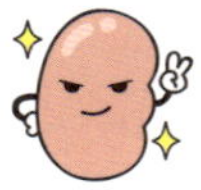

［　　］に合う語を選んで書き込んでみよう！
過剰　透析　細胞内　心血管　のどが渇き

8 透析食のポイント④：カリウムとリンを摂り過ぎない

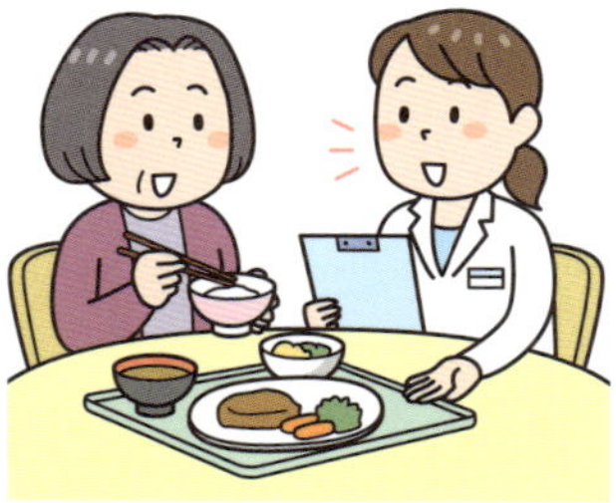

体内の余分なカリウムを排泄する方法が、主に［　　　］による除去のため、必要以上にカリウムを摂取すると体内にカリウムが蓄積されてしまい血清カリウム値が上昇します。また、リンは体内で生命維持に必要な栄養素ですが、血液中にリンが増えすぎると高リン血症となり、［　　　　］イベントや生命予後不良の一因になるといわれています。そのため、カリウムやリンは［　　　］摂取にならないよう注意することが必要となります。

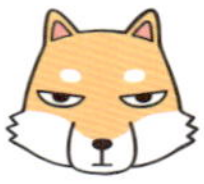

栄養指導のポイント

- カリウムは野菜や果物に多く含まれていますが、［　　　　］にカリウムが多いため、肉や魚など特に赤身のたんぱく質を摂り過ぎていないかも確認します。
- **p.66「③食事のポイント（カリウム編）」参照。**

9 透析食のポイント⑤：塩分を摂り過ぎない

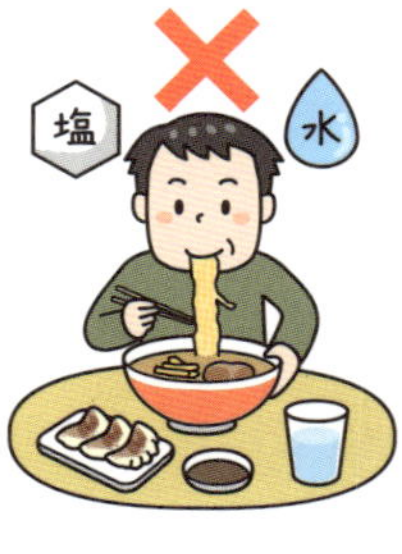

食塩の摂取量が多くなると［　　　　　　　］、水分が欲しくなります。透析で取り除ける水の量には限度があり、水分を摂り過ぎると高血圧やむくみ、透析中の血圧低下に繋がるため、減塩が必要となります。

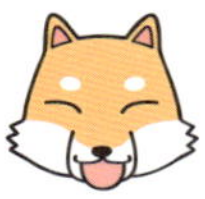

栄養指導のポイント

- 減塩は調理者の協力も必要ですが、本人の嗜好や食習慣を把握し、習慣を見直すことが重要です。
- **p.67「④食事のポイント（リン編）」参照。**

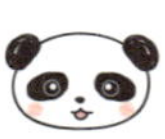

「制限＝禁止」ではないため、食べられる目安量を具体的に示すことが大切です。

実践編Ⓔ 患者指導に必要な食事療法を理解する

② 炭水化物、たんぱく質、脂質の食事のポイント

習得のコツ 食品にどのような成分が多く含まれているのか、栄養成分表示を確認すると理解が深まります。

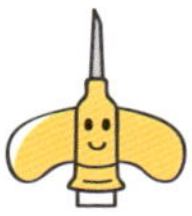

［　］に合う語を選んで書き込んでみよう！（何度も使う語があります）
50　100　200　良質　必須　主食　動物性　アミノ酸　エネルギー源

1 炭水化物

ごはんやパン、麺類など［　　　］となるもので、脳や体などを動かす［　　　　　　　］として利用されます。炭水化物が不足すると、注意力の散漫や疲労感などが現れます。

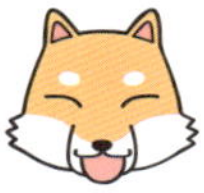

栄養指導のポイント

- 1日に必要なエネルギーの［　　］%を主食から摂ります。必要エネルギーが1800kcalの場合、毎食ごはんなら［　　　］gが目安量になります。

2 たんぱく質

たんぱく質は筋肉や血液など体の材料になる栄養素で、主に［　　　　　　］によって構成されています。魚、肉、卵、乳製品、大豆製品に多く含まれており、アミノ酸スコアが100で［　　　］なたんぱく質と言われています。［　　　］アミノ酸は体内では作ることができないため、食事から補う必要があります。

●アミノ酸スコア表[6)]

肉類、魚介類、卵、乳製品 大豆・大豆製品	［　　］	精白米	93
		食パン、うどん	51
		ブロッコリー	［　　］
		たまねぎ	66

栄養指導のポイント

- 1食のたんぱく質は肉や魚の場合は60～80gを目安にします。アミノ酸スコアが低いごはんやパンは、アミノ酸スコアが［　　　］の動物性食品や大豆製品と組み合わせて補うようにします

3 脂　質

三大栄養素の最も大きな［　　　　　　　　　］で、煮物、炒め物、揚げ物の順にエネルギーが高くなります。

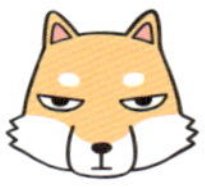

栄養指導のポイント

- ［　　　　］脂肪の過剰摂取は動脈硬化の原因となるので、肉は脂の少ない部位や、魚や大豆製品の割合を増やしましょう。

③食事のポイント（カリウム編）

習得のコツ カリウム摂取の節減方法を学びましょう！

［　　］に合う語を選んで書き込んでみよう！
水　水煮　大きい　細かく　冷凍野菜

1 カリウム摂取の節減方法

透析患者はカリウムが排泄されにくいため、摂取量を調整する必要があります。

●カリウムが多い食品・食材

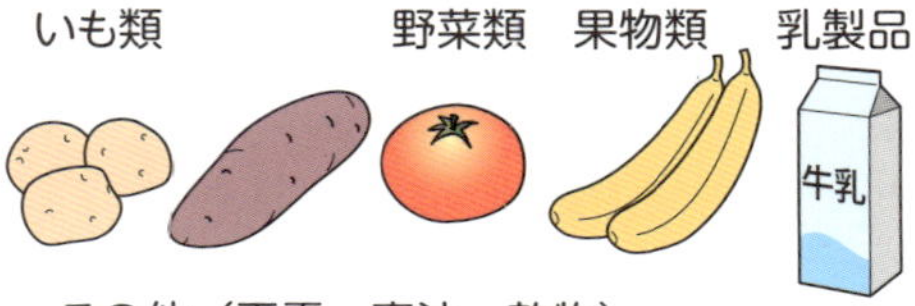

●カリウムが少ない食品・食材

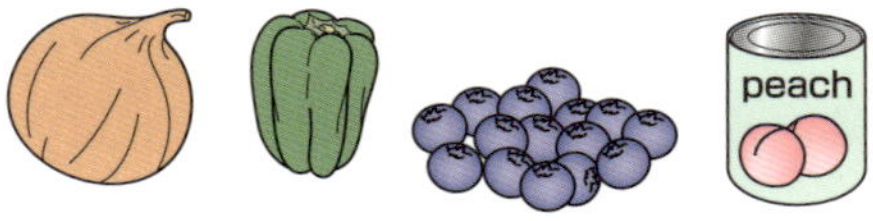

食材を置き換えることで摂取量を節減できます。下処理《したしょり》されている［　　　］、カット野菜、［　　　　　］などはカリウムが少ないため、積極的に活用しましょう。

果物缶のシロップはカリウムを多く含みます！飲まないようにしましょう。

2 カリウムの除去

①ゆでこぼす方法

- 「①［　　　　　］切る」→「②［　　］にさらす」→「③ゆでこぼす」の手順で除去します。
- 水に触れる表面積が［　　　　　］ほど、多く除去することができます。

②ゆでこぼす以外のおすすめ時短方法

- **フライパンの活用**：沸かすお湯の量が少なくてすむため、時短になります。
- **電子レンジの活用**：食材を細かく切り、ラップに包んで電子レンジで加熱し、水にさらします。

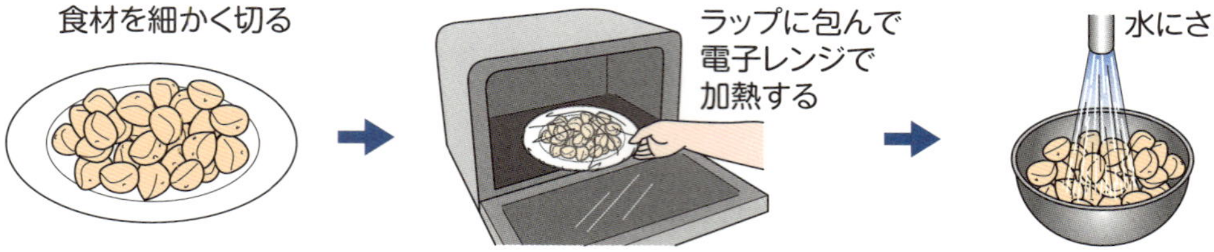

食材を細かく切る
ラップに包んで
電子レンジで
加熱する
水にさらす

いも類はゆでこぼしてもカリウムを除去しにくいため、摂取量に注意します。また、加熱のみでは除去できないため、必ず「水にさらす」ようにします。

カリウムの除去が簡単にできる「ちょっとした工夫」を患者さんへ伝えていきましょう。

実践編 E　患者指導に必要な食事療法を理解する

④ 食事のポイント（リン編）

習得のコツ　透析患者はリンが排泄されにくいため、リン摂取量の調整方法を学びましょう！

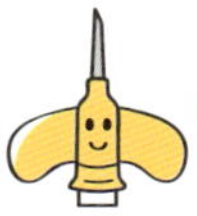

［　］に合う語を選んで書き込んでみよう！
高　低い　有機　無機　食品添加物

1 「リン / たんぱく質比」について

リン / たんぱく質比（リン〈mg〉÷たんぱく質〈g〉）が［　　］食品は「リンの少ない［　　］たんぱく食品」であるため、リンの過剰摂取を防ぎ、たんぱく質を十分に摂取することができます。

①たんぱく質の量はほぼ同じ・リンの量が違う例

食品100g中	たんぱく質	リン	リン / たんぱく質比
鮭	24.5g（ほぼ同じ）	250mg 低い○	10.2 低い○
ししゃも	24.3g（ほぼ同じ）	540mg 高い△	22.2 高い△

②リンの量は同じ・たんぱく質の量が違う例

食品100g中	リン	たんぱく質	リン / たんぱく質比
豚ロース肉	200mg（同じ）	21.1g 高い○	9.5 低い○
ソーセージ	200mg（同じ）	11.5g 低い△	17.4 高い△

（低い）○ ←――――― リン / たんぱく質比 ―――――→ （高い）△

牛肉、豚肉、鶏肉　　卵・切り身魚・たこ・えび　　豆腐・レバー・ハム・ソーセージ　　乳製品、骨付き魚、加工品

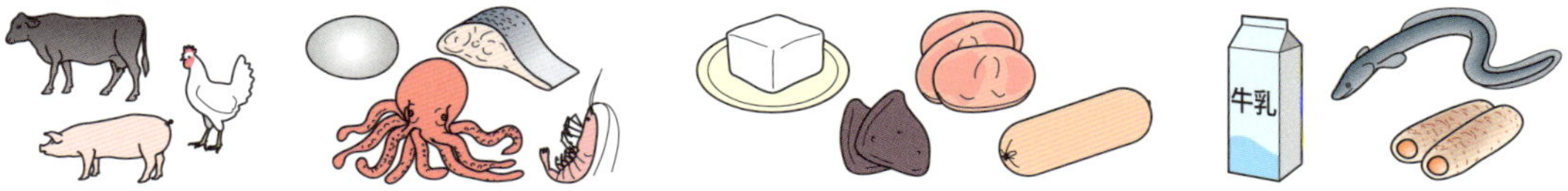

2 食品添加物のリンに注意

リンには、食品中の［　　］リン以外に、食品添加物中の［　　　　］リンがあります。

① **リンの吸収率**：同じ量のリンを摂取した場合でも、食品によってリンの吸収率が異なります。
- 植物由来の食品（大豆、野菜など）：20〜40％　　● 動物由来の食品（肉、魚など）：40〜60％
- 食品添加物（コーラ、ハムなど）：90％以上

② **無機リンを含む食品**：ハム、インスタント食品、市販弁当、スナック菓子、ファストフード、清涼飲料水など。原材料表示に記載がなくても［　　　　　　］には無機リンが含まれます。

● かんすい　　　● 酸味料　　　　　● 乳化剤　　　　　　● pH調整剤　　● 膨張剤
中華麺など　　　ジュース、菓子類　　プロセスチーズなど　　弁当など　　　クッキー、ケーキなど

透析患者の食事で、食べてはいけないものはありません。食事の内容をしっかり見守りましょう。

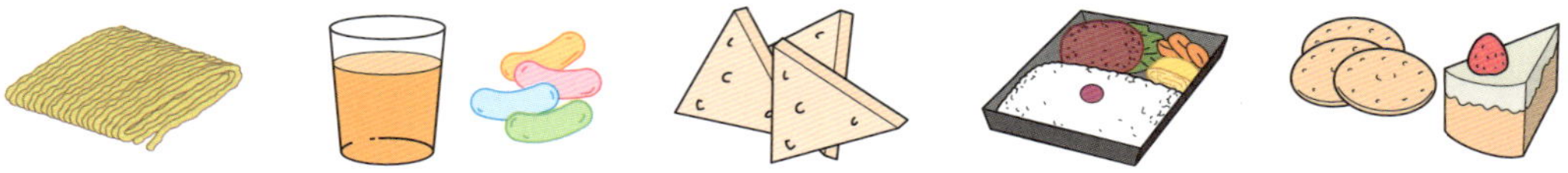

実践編Ⓔ　患者指導に必要な食事療法を理解する

⑤調理、食べ方による減塩方法

習得のコツ 体重増加が多いときは、「水分と塩分の摂りすぎ」を確認しよう！

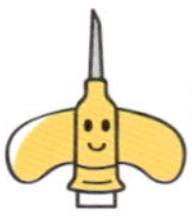

[　　] に合う語を選んで書き込んでみよう！
1　油　汁　塩分　水分　ご飯　そば　つけて　心不全　塩分量　体重増加　マヨネーズ

1 透析患者の体重増加と塩分の関係

透析治療における［　　　　　］は「体内の水分量が増える」＝「除水量（水引の量）が増える」と紐付けされる必要があります。例えば8gの塩分を摂ると、［　］リットルの水分が必要となり体重がその分増加します。水分による体重増加が多いと心臓の伸び縮みが大きくなり心臓に負担が掛かります。透析患者の死因第1位は［　　　　　］[2)] です。［　　　］と［　　　］を制限しながら、低栄養にならないように食事量を維持することが大切です。

2 減塩のポイント（1日の塩分摂取目標：6g以下）

①「塩分を含まない主食」にする：［　　　］や［　　　］、春雨などを選択しましょう。

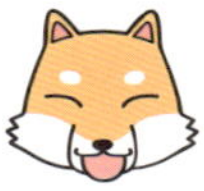

パンやうどん、中華麺などには1g弱の塩分が含まれます。

②汁物の汁を残す：汁ものや麺類は具や麺だけを食べて［　］は残しましょう。

③調味料はつけて食べる：かけるよりも別の小皿に入れて、［　　　　］食べましょう。

④調味料の塩分量を常に確認する：うすくち醤油や白だしなどの商品名に惑わされないように、調味料の［　　　　］を常に確認しましょう。

⑤塩分の少ない調味料を活用する：ケチャップや［　　　　　　　］、減塩醤油など。

⑥香辛料、香味野菜、酸味を取り入れる：香辛料（胡椒、唐辛子、カレー粉、山椒、ごまなど）や香味野菜（ねぎ、しょうが、わさび、にんにくなど）、酸味（酢、レモンなどの柑橘類）。

⑦油を活用する：塩分や水分が多い煮物や汁物よりも、［　］を使った調理法がおすすめです。

⑧加工食品や漬物などに注意する：ハムや練り製品などの加工食品や漬物（キムチを含む）などの塩分の多い食品は、特に摂りすぎに注意しましょう。

⑨料理酒、だし風味調味料、みりんなどの塩分を確認する：塩分が含まれるものが多いので注意しましょう。

⑩栄養成分表示を確認する：常に栄養成分表示を見る癖をつけましょう。

●栄養成分表示：1本（○g）あたり

エネルギー	○○ kcal
たんぱく質	○○ g
脂質	○○ g
炭水化物	○○ g
食塩相当量	○○ g

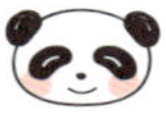

減塩は患者さんが一生お付き合いすべき大切なことです。減塩の大切さを継続して患者さんに伝えましょう。

①透析中の運動療法

習得のコツ 透析患者の活動量や、身体機能が低下する原因、運動時の注意などを学ぼう。

[　　]に合う語を選んで書き込んでみよう！
低　中　減少　禁忌　透析　有酸素　合併症

1 透析中の安静時間

透析中のベッド安静状態は、透析1回当たり平均4時間です。1カ月では48時間、1年では576時間（24日間）も安静・不動の状態が必要になります。また、[　　　　] 日は倦怠感などが影響し、さらに活動量が [　　　　] しやすいです。

看護のポイント
不活動時間が多いとＡＤＬ《エーディエル》・ＱＯＬ《キューオーエル》が低下します。普段の生活状況・活動度なども聞き取りしてみましょう。

2 運動禁忌・運動中の注意

運動には血圧改善の効果がありますが、透析中の運動は循環動態《じゅんかんどうたい》の変化に伴い血圧低下を招くことがあります。日頃の透析条件と異なる場合は注意が必要です。また、不安定狭心症《ふあんていきょうしんしょう》などがある場合は運動が [　　　　] となるため、現病歴や [　　　　　] などに注意し、医師や先輩スタッフに相談して運動療法を行いましょう。

3 運動の種類・強度

主な運動には [　　　　　] 運動と筋力トレーニングがあります。透析中は大きな動きが困難なので、ベッド上での運動が基本となります。集団体操・個別プログラムと方法はさまざまですが、エルゴメータやチューブ運動などを行っている施設が多いです。有酸素運動の運動強度は、長く続けられる「楽である～ややきついくらいの運動」が望ましいです。筋力トレーニングの強さは、回数を減らして [　　] 強度にしたり、[　　] 強度でも回数を増やしたりするなどの工夫で筋力が高められます。

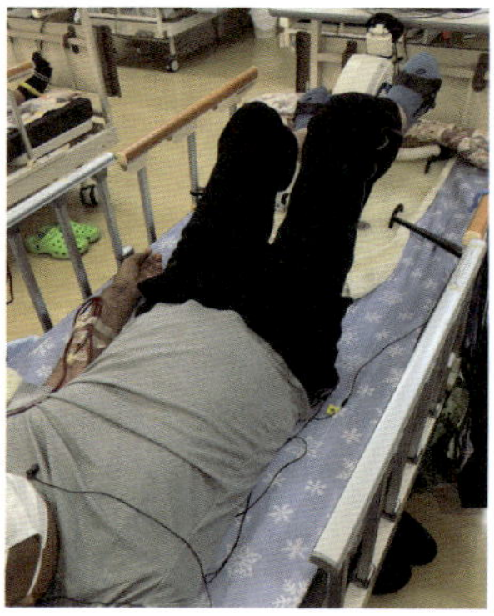

透析中に機器などを用いて運動を行う方法が、時間的な負担が少なく継続しやすいです。運動に対して抵抗のある患者さんには、楽に行えて簡単な運動から勧めてみよう。

② サルコペニア・フレイルの原因と予防

習得のコツ 原因と高齢透析患者でとくに起こりやすい理由、予防方法などを理解しよう。

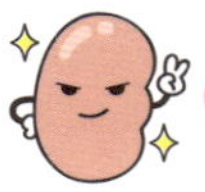

［　　］に合う語を選んで書き込んでみよう！（2 度使う語があります）

筋力　運動　身体　重症　回復　精神　中間　筋肉量　プレフレイル

1 透析患者の筋力が低下しやすい原因

透析治療に伴う身体機能などの低下により、下記の疾患を発症しやすい状態にあります。

①サルコペニア

筋肉量の減少を伴う疾患で、「①［　　　　］減少」と「②［　　　］低下」または「③［　　　］機能低下」を伴うとサルコペニアと診断されます。①〜③の全てが該当する場合は［　　　］サルコペニアとなります。

②フレイル

加齢により［　　　］機能や認知面など［　　　］機能が衰えた状態のことをいい、生活習慣病などさまざまな合併症とも関わります。位置づけとしては健常な状態と要介護状態の［　　　］の段階がフレイルだといわれています。

2 筋力の減少を確認する簡易な検査法

- **指輪っかテスト**：下腿の最も太い部分に合わせて、患者自身の両手の親指と人差し指で輪っかをつくり、輪っかと下腿の太い部分の間に隙間ができていると［　　　　］が減少していると判断します。簡単に行え、患者さんが把握しやすい方法なので良い判断材料になります。

●指輪っかテスト（サルコペニアの簡易指標）[2]より

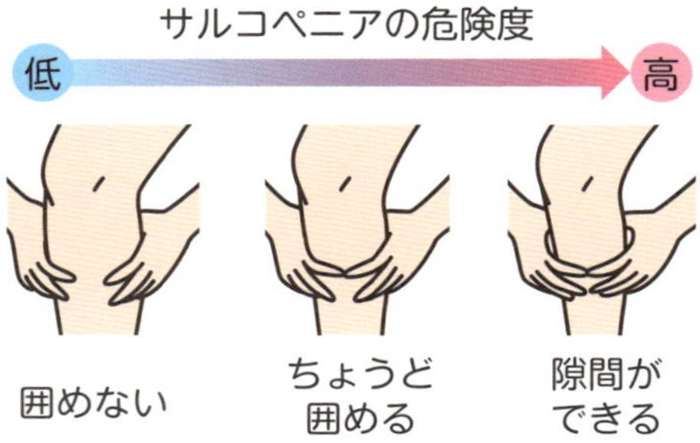

3 サルコペニア・フレイルの予防・対処

栄養状態や運動面を強化することで進行を防ぐことができます。とくにフレイルは初期段階（［　　　　　　　］）で気づいて、適切に対処することで［　　　］が可能です。

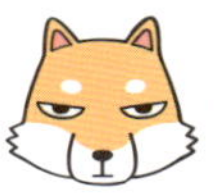

観察のポイント（フレイルの初期にみられやすい患者の変化）

- よろめきながら歩くようになったなど患者さんの変化を観察しましょう。
- とくに外出する機会が減ったなどの話を聞いたときには要注意です。

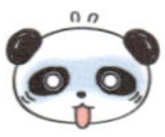

早期に多職種と協働して対応して、患者さんを要介護状態に近づけないことが重要です。そのスタートとなる患者さんの観察を大切にしよう。

アドバンス・ケア・プランニング（ACP）：幸せな最期を迎えるために

誰にでも訪れる「死」。誰だって苦しみながら、あるいは後悔しながら死にたくはありません。では、「平穏な死」を迎えるためにはどうすればよいのでしょうか。極端な言い方ですが、「幸せな死」を望むのであれば「予習」が必要だと思います。

日本老年医学会（日本老年医学会倫理委員会）の「ACP 推進に関する提言」において、「ACP は将来の医療・ケアについて、本人を人として尊重した意思決定の実現を支援するプロセスである」と定義しています[1)]。

「生」と「死」に対しては、個々の患者さんによってさまざまな人生観や死生観があります。たとえば透析患者が、がん末期の状態となったとき、「できる限り透析を続けたい」と思うのか、あるいは「透析をするより残された時間を家族と静かに過ごしたい」と考えるのか。その判断は患者さん個々によって違うのが当然です。しかし、病状の急な悪化や認知症の進行などによって自分自身での意思決定が難しい状態になることもあります。そこで必要となるのが ACP です。

慢性腎臓病患者の「その人らしい生き方を支える」ためには、腎代替療法（RRT）の選択に直面するよりも前の段階から ACP を開始することが求められています。透析治療における選択肢が増える中、「患者一人ひとりが人生の最期まで本人の意向に沿った治療とケアが受けられ、“尊厳を保って命をまっとうする”ことができる」よう理解し、支援することは、われわれ医療者にとって重要な課題です。

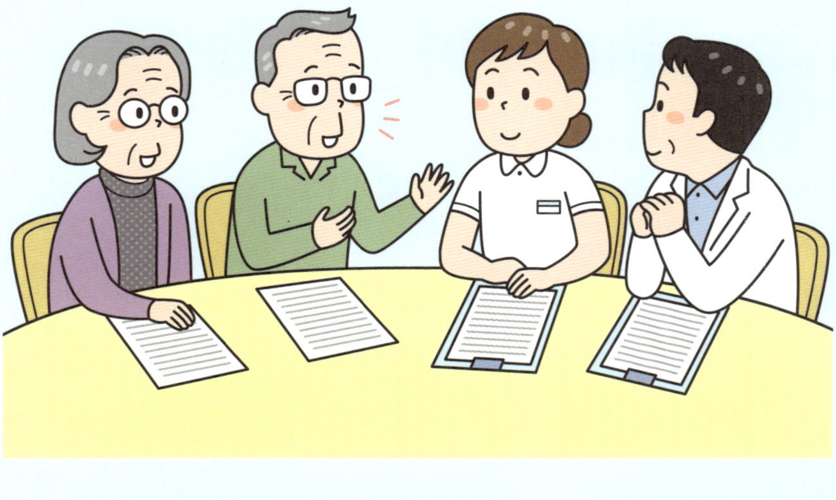

ACP を行うことで、患者さんは最期まで自分の望んだ治療を受けることが可能となり、家族は患者さん自身が決断した内容に対して後悔せずにすみます。患者さんの選択を支援していこう！

① よく使われる透析室特有の専門用語…1

習得のコツ 医療現場で使われる用語は、教科書とは異なる言い回しがあるので注意しよう。

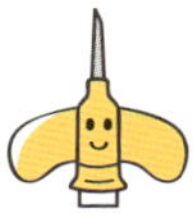

次の欧語に合う日本語を [ ] に書き込んで覚えよう！

欧 語　　　　　　　　　　　　　　　　日本語

A active vitamin D ➡ [　　　　　　　　　　　　　　]
　　acute blood purification ➡ [　　　　　　　　　　　　　　]
　　adequacy of dialysis ➡ [　　　　　　　　　　　　　　]
　　adjusted calcium ➡ [　　　　　　　　　　　　　　]
　　airdetector ➡ [　　　　　　　　　　　　　　]
　　angiography ➡ [　　　　　　　　　　　　　　]
　　angiotensin converting enzyme inhibitor ➡ [　　　　　　　　　　　　　　]
　　anticoagulant ➡ [　　　　　　　　　　　　　　]
　　arterial line ➡ [　　　　　　　　　　　　　　]
B bioelectric impedance analysis ➡ [　　　　　　　　　　　　　　]
　　blood circuit ➡ [　　　　　　　　　　　　　　]
　　blood flow rate ➡ [　　　　　　　　　　　　　　]
　　blood pump ➡ [　　　　　　　　　　　　　　]
　　blood purification ➡ [　　　　　　　　　　　　　　]
　　blood return ➡ [　　　　　　　　　　　　　　]
C calcium-phosphate product ➡ [　　　　　　　　　　　　　　]
　　cellulose membrane ➡ [　　　　　　　　　　　　　　]
　　central dialysis fluid delivery system ➡ [　　　　　　　　　　　　　　]
　　coagulation ➡ [　　　　　　　　　　　　　　]
　　complementary dialysis ➡ [　　　　　　　　　　　　　　]
D declotting ➡ [　　　　　　　　　　　　　　]
　　dialysate ➡ [　　　　　　　　　　　　　　]
　　dialysate connector ➡ [　　　　　　　　　　　　　　]
　　dialysate amyloidosis ➡ [　　　　　　　　　　　　　　]
　　dialysis disequilibrium syndrome ➡ [　　　　　　　　　　　　　　]
　　dialysis ➡ [　　　　　　　　　　　　　　]
　　dialysis efficiency ➡ [　　　　　　　　　　　　　　]

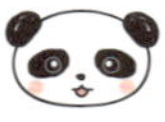

わからない用語や言葉は、調べたり、先輩スタッフに聞いたりして覚えよう。

① よく使われる透析室特有の専門用語…2

習得のコツ 現場で使われる用語には、教科書などにない言い回しもあるので注意しよう。

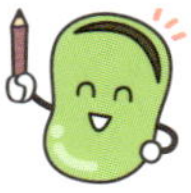

次の欧語に合う日本語を［　　］に書き込んで覚えよう！

欧 語　　　　　　　　　　　　　　　日本語

- **D** dialysis machine ➡ [　　　　　　　　　　　　]
- dialysis membrane ➡ [　　　　　　　　　　　　]
- dialysis time ➡ [　　　　　　　　　　　　]
- diffusion ➡ [　　　　　　　　　　　　]
- **E** ectopic calcification ➡ [　　　　　　　　　　　　]
- edema ➡ [　　　　　　　　　　　　]
- electrolyte ➡ [　　　　　　　　　　　　]
- erythropoiesis stimulating agent ➡ [　　　　　　　　　　　　]
- **G** graft ➡ [　　　　　　　　　　　　]
- **I** individual dialysis fluid delivery system ➡ [　　　　　　　　　　　　]
- **L** LDL adsorption therapy ➡ [　　　　　　　　　　　　]
- **O** osmotic pressure ➡ [　　　　　　　　　　　　]
- overhydration ➡ [　　　　　　　　　　　　]
- **P** plasma exchange ➡ [　　　　　　　　　　　　]
- protein catabolic rate ➡ [　　　　　　　　　　　　]
- **Q** quantity of blood flow ➡ [　　　　　　　　　　　　]
- quantity of dialysate flow ➡ [　　　　　　　　　　　　]
- **R** renal anemia ➡ [　　　　　　　　　　　　]
- residual blood volume ➡ [　　　　　　　　　　　　]
- residual renal function ➡ [　　　　　　　　　　　　]
- **S** sevelamer hydrochloride ➡ [　　　　　　　　　　　　]
- subcutaneously fixed superficial artery ➡ [　　　　　　　　　　　　]
- **U** ultrafiltration coefficient ➡ [　　　　　　　　　　　　]

覚えた用語や略語は、実際に使っていくと早く知識が定着しますよ。

② よく使われる透析室特有の略語…1

習得のコツ 同じ略語でも領域によって意味が違うので、透析領域での略語を覚えよう。

次の日本語に合う略語を [　　] に書き込んで覚えよう！

日本語	略語
A 足関節上腕血圧比	➡ [　　　　]
活性化凝固時間	➡ [　　　　]
心房性ナトリウム利尿ペプチド	➡ [　　　　]
自動腹膜透析	➡ [　　　　]
活性化部分トロンボプラスチン時間	➡ [　　　　]
急性腎不全	➡ [　　　　]
閉塞性動脈硬化症	➡ [　　　　]
自己血管使用皮下動静脈瘻	➡ [　　　　]
人工血管使用皮下動静脈瘻	➡ [　　　　]
B 脳性ナトリウム利尿ペプチド	➡ [　　　　]
血中尿素窒素	➡ [　　　　]
C 冠動脈バイパス術	➡ [　　　　]
連続（持続）携行式腹膜透析	➡ [　　　　]
クレアチニンクリアランス	➡ [　　　　]
慢性糸球体腎炎	➡ [　　　　]
慢性腎臓病	➡ [　　　　]
慢性腎臓病骨ミネラル代謝異常	➡ [　　　　]
慢性腎不全	➡ [　　　　]
C反応性蛋白	➡ [　　　　]
心胸比	➡ [　　　　]
手根管症候群	➡ [　　　　]
D ドライウエイト、適正体重	➡ [　　　　]
E 体外限外濾過法／イーカム	➡ [　　　　]
エリスロポエチン	➡ [　　　　]

略語はABC順に並んでいるので、それもヒントに考えてみよう！

② よく使われる透析室特有の略語…2

習得のコツ 略語が覚えにくいときは、何の単語から構成された略語なのか考えてみよう。

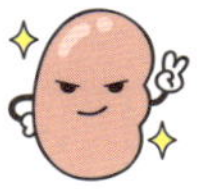

次の日本語に合う略語を［　　］に書き込んで覚えよう！

	日本語		略語
H	B型肝炎《がたかんえん》ウイルス	➡	[　　]
	C型肝炎《がたかんえん》ウイルス	➡	[　　]
	血液透析《けつえきとうせき》	➡	[　　]
	血液透析濾過《けつえきとうせきろか》／血液濾過透析《けつえきろかとうせき》	➡	[　　]
	血液濾過《けつえきろか》	➡	[　　]
	家庭透析《かていとうせき》	➡	[　　]
	ヘパリン起因性血小板減少症《きいんせいけっしょうばんげんしょうしょう》	➡	[　　]
K	標準化透析量《ひょうじゅんかとうせきりょう》	➡	[　　]
N	標準化蛋白異化率《ひょうじゅんかたんぱくいかりつ》	➡	[　　]
P	末梢動脈疾患《まっしょうどうみゃくしっかん》	➡	[　　]
	腹膜透析《ふくまくとうせき》	➡	[　　]
	経皮経管的血管形成術《けいひけいかんてきけっかんけいせいじゅつ》	➡	[　　]
	副甲状腺《ふくこうじょうせん》ホルモン	➡	[　　]
Q	血液流量《けつえきりゅうりょう》	➡	[　　]
	透析液流量《とうせきえきりゅうりょう》	➡	[　　]
	濾過速度《ろかそくど》	➡	[　　]
R	レストレスレッグス症候群《しょうこうぐん》	➡	[　　]
S	睡眠時無呼吸症候群《すいみんじむこきゅうしょうこうぐん》	➡	[　　]
T	時間平均血中尿素窒素《じかんへいきんけっちゅうにょうそちっそ》	➡	[　　]
	トランスフェリン飽和度《ほうわど》	➡	[　　]
U	除水速度《じょすいそくど》	➡	[　　]
V	バスキュラーアクセス／血管《けっかん》アクセス	➡	[　　]
	バスキュラーアクセスインターベンション治療《ちりょう》	➡	[　　]

略語の中には、「SAS」は「サス」、「ECUM」は「イーカム」など、
アルファベットの読み方と実際の読み方の違うものがあるので注意しよう！

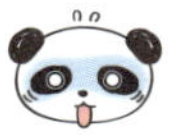

③ 透析患者の検査項目と検査データ基準一覧 [2)~4)]

習得のコツ 検査項目の意味・略語・基準値を覚えよう。

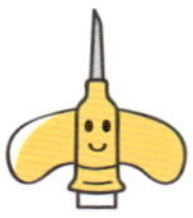

［　　］に合う語を選んで書き込んでみよう！

hANP　CTR　Kt/V　副甲状腺　インタクト　クレアチニン　血中尿素窒素
グリコアルブミン

検査内容	検査項目	略　語	透析患者の基準値
透析効率	［　　　　　　　　］	BUN	60～90mg/dL
	［　　　　　　　　］	Cr	男性：10～15mg/dL 女性：8～13mg/dL
	標準化透析量	［　　　　　　］	1.2 以上
	尿酸	UA	3.2～8.4mg/dL
	カリウム	K	4.0～5.5mEq/L
貧　血	ヘモグロビン	Hb	週はじめの採血 10～12g/dL
水分・塩分	心胸比	［　　　　］	50%程度
	ナトリウム	Na	135～145mEq/L
	ヒト心房性ナトリウム利尿ペプチド	［　　　　］	HD 後：50pg/mL 以下
CKD-MBD	補正カルシウム濃度	補正 Ca 濃度	8.4～10.0mg/dL
	リン	P	3.5～6.0mg/dL
	［　　　　　　］PTH （［　　　　　　］ホルモン）	i-PTH	60～240pg/mL
感　染	白血球	WBC	3,500～10,000/μL
	C- 反応性蛋白	CRP	0.1mg/dL 以下
その他	アルブミン	Alb	3.5～5.0g/dL 以上
	低比重リポ蛋白コレステロール	LDL-C	120mg/dL 未満
	β_2- ミクログロブリン	β_2-MG	透析前 30mg/L 以下
	マグネシウム	Mg	1.5～2.5mg/dL
	［　　　　　　　　］	GA	●腎機能正常の糖尿病患者 11～16% ●HD 患者＜ 20% ●心血管イベントの既往を有し、低血糖傾向のある HD 患者＜ 24%

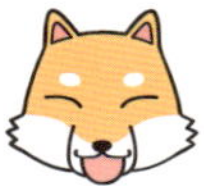

検査の詳細は実践編Ⓓ①～⑥（p.52～58）を参照。

基準値に対して患者さんがどのような状態かわかるようになると、業務がしやすくなります。

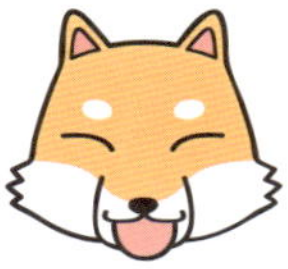

引用・参考文献

超入門編

1）日本腎臓学会編．エビデンスに基づくCKD診療ガイドライン2023．東京医学社，2023，3.

2）日本臨床腎移植学会・日本移植学会．腎移植臨床登録集計報告（2023）2022年実施症例の集計報告と追跡調査結果．移植．58（3），189-208.

【サイコネフロロジー　～腎不全患者に「心の処方箋」】

1）一般社団法人日本サイコネフロロジー学HP https://www.jspn-ndt.com/about/greeting/（2024年1月閲覧）

入門編

1）久永修一．腎臓の仕組みとはたらきを知る．透析ケア．14（6），2008，13.

2）田崎春奈ほか．患者説明で困らない！どこがどう違う？　血液透析と腹膜透析．透析ケア．17（6），2011，13.

3）友雅司．血液を弱アルカリ性に保つ．透析ケア．14（6），2008，33.

4）花房規男編．イラストでわかる腎臓・透析療法・透析患者の体：病態生理から合併症までキホン知識を総まとめ．透析ケア冬季増刊．メディカ出版，2021.

基礎編

1）廣谷紗千子．シャントを理解するために必要な上肢の血管解剖（冊子）．ボストン・サイエンティフィックジャパン．

2）水口潤監修．やさしい血液透析．フレゼニウス メディカルケア ジャパン．

3）血液浄化機器2013．臨牀透析．6月増刊号．日本メディカルセンター，2013，64，79，188，204-5.

4）柴田昌典．ニガテ克服の第一歩！はじめのはじめの透析機器のギモン40．透析ケア．19（3），2013，221-72.

5）星野敏久．新人スタッフ必携！写真でわかる透析機器・物品大事典．透析ケア．15（5），2009，427-87.

6）川西秀樹ほか．血液浄化器（中空糸型）の機能分類2013．日本透析医学会雑誌．46（5），2013，501-6.

7）山家敏彦編．透析療法ぜんぶマスター．透析ケア冬季増刊．メディカ出版，2013.

8）伊東稔編．透析ケア力 超強化ドリル252．透析ケア夏季増刊．メディカ出版，2014.

実践編Ⓐ

1）松尾晴美．シャント肢の観察・消毒．透析ケア力超強化ドリル252．透析ケア夏季増刊．メディカ出版，2014，106.

2）菅野靖司ほか．患者説明でもう困らない！どこがどう違う？血液透析と腹膜透析．透析ケア．17（6），2011，26-7.

3）前掲書1）．109.

4）日本透析医学会．慢性血液透析用バスキュラーアクセスの作製および修復に関するガイドライン．日本透析医学会雑誌．44（9），2011，884.

実践編Ⓑ

1）久永修一．イラストだから見る診るわかる！超入門透析患者の病態生理まるわかり講座．透析ケア．19（2），2013，16.

2）大平整爾ほか編．血液透析施行時のトラブル・マニュアル：症状別・トラブル別にみた対応策．改訂第2版．日本メディカルセンター，2008.

実践編Ⓒ

1）鎌田直博ほか．特集：特徴が理解できる！患者教育に活かせる！透析患者によく使うくすり はや調べ帖．透析ケア．26（2），2020，11-58.

2）鎌田直博ほか．特集：透析患者の服薬指導なんでもQ＆A．透析ケア．30（7），2024，5-73.

実践編Ⓓ

1）友 雅司．透析患者の検査値ポケットブック．改訂2版．メディカ出版，2020，200p.

2）日本腎臓学会編．エビデンスに基づくCKD診療ガイドライン2023．東京医学社，2023，90.
3）Yamada K. et al. Simplified nutritional screening tools for patients on maintenance hemodialysis. Am J Clin Nutr. 87（1）, 2008, 106-13.
4）加藤明彦ほか．慢性透析患者における低栄養の評価法．日本透析医学会雑誌．52（6），2019，319-25.
5）日本透析医学会．2015年版　慢性腎臓病患者における腎性貧血治療のガイドライン．日本透析医学会雑誌．49（2）2016，89-158.
6）愛甲美穂．フットケアの実際（ABI，SPPを含めて）．臨床透析．40（8），2024，18-9.
7）愛甲美穂ほか．下肢虚血．透析ケア．26（7），2020，621-3.
8）富樫たつ子編．“なぜ”からわかる，ずっと使える！NEWはじめての透析看護．メディカ出版，2023.
9）日本透析医会．血液透析患者における心血管合併症の評価と治療に関するガイドライン．44（5），2011，357.
10）赤塚東司雄．心胸比．透析ケア．20（3），2014，50.
11）松金愛ほか．心胸比（CTR）．透析ケア．19（12），2013，47.
12）社団法人日本透析医学会．慢性血液透析用バスキュラーアクセスの作製および修復に関するガイドライン．日本透析医学会雑誌．44（9），2011，855-937.
13）前掲書12）．889.

実践編Ⓔ

1）中井洋．教えて！ナカイ先生 透析患者のからだのしくみ．メディカ出版，2008，155.
2）日本腎臓学会編．慢性腎臓病に対する食事療法基準2014年版．東京医学社，2014，564.
3）田村智子編．透析患者の栄養管理と食事指導．透析ケア夏季増刊．メディカ出版，2013.
4）北島幸枝編．透析患者の食事管理Q＆A100．透析ケア冬季増刊．メディカ出版，2019.
5）北島幸枝編．透析患者にピッタリな食事指導．透析ケア冬季増刊．メディカ出版，2023.
6）文部科学省．日本食品標準成分表2015年版（七訂）アミノ酸成分表編．2015，全国官報販売協同組合.
7）医歯薬出版（編．日本食品成分表2023八訂．医歯薬出版，2023.
8）日本透析医学会．維持血液透析ガイドライン：血液透析処方（修正版2014.01.06）．日本透析医学会雑誌．46（7），2013，587-632.
9）日本透析医学会．わが国の慢性透析療法の現況（2020年12月31日現在）．日本透析医学会雑誌．54（12），2021，611-57.

実践編Ⓕ

1）日本腎臓リハビリテーション学会編．腎臓リハビリテーションガイドライン．南江堂，2018.
2）田中友規ほか．指輪っかテスト（サルコペニアの簡易指標）．東京大学高齢社会総合研究機構 Geriatr Gerontol Int．18，2018，224-32.

【アドバンス・ケア・プランニング（ACP）：幸せな最期を迎えるため】

1）一般社団法人日本老年医学会倫理委員会．日本老年医学会「ACP推進に関する提言」．日本老年医学会雑誌56（4），2019，411.

資料編

1）日本透析医学会学術委員会・透析医学用語集作成小委員会編．日本透析医学会透析医学用語集．日本透析医学会，2007.
2）渡邊成ほか．生化学検査項目．Nutrition Care．7（5），2014，32.
3）日本透析医学会．2015年版　慢性腎臓病患者における腎性貧血治療のガイドライン．日本透析医学会．49（2）2016，89-158.
4）富樫たつ子編．”なぜ”からわかる，ずっと使える！NEWはじめての透析看護．メディカ出版，2023.

WEB動画の視聴方法（QRコード）

本書のQRコード（**動画マーク**）のついている項目は、WEBページにてご利用いただくことができます。以下の手順でアクセスしてください。

■メディカID（旧メディカパスポート）未登録の場合

メディカ出版コンテンツサービスサイト「ログイン」ページにアクセスし、「初めての方」から会員登録（無料）を行った後、下記の手順にお進みください。

https://database.medica.co.jp/login/

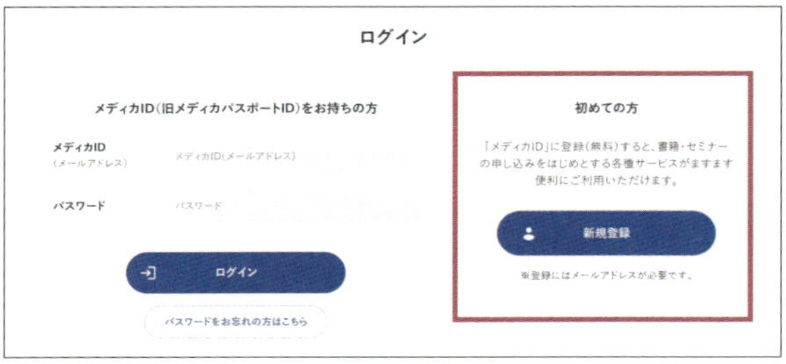

■メディカID（旧メディカパスポート）ご登録済の場合

①メディカ出版コンテンツサービスサイト「マイページ」にアクセスし、メディカIDでログイン後、下記のロック解除キーを入力し「送信」ボタンを押してください。

https://database.medica.co.jp/mypage/

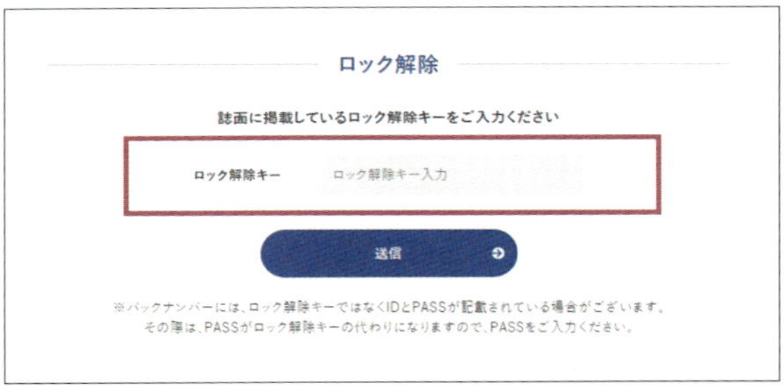

②送信すると、「ロックが解除されました」と表示が出ます。

③該当ページのQRコードを読み取り、表示されたページで動画を再生してください。

※ロック解除後はQRコードを使用せず、メディカ出版コンテンツサイトのマイページからご利用いただくことも可能です。

ロック解除キー　NOTE322248

＊WEBページのロック解除キーは本書発行日（最新のもの）より3年間有効です。有効期間終了後、本サービスは読者に通知なく休止もしくは終了する場合があります。

＊ロック解除キーおよびメディカID・パスワードの、第三者への譲渡、売買、承継、貸与、開示、漏洩にはご注意ください。

＊図書館での貸し出しの場合、閲覧に要するメディカID登録は、利用者個人が行ってください（貸し出し者による取得・配布は不可）。

＊PC（Windows / Macintosh）、スマートフォン・タブレット端末（iOS / Android）でご使用いただけます。推奨環境の詳細につきましては、メディカ出版コンテンツサービスサイト「よくあるご質問」ページをご参照ください。

※本書は、2015 年刊行の書籍『透析室ナース 1 年生 自分でつくれるはじめての
看護ノート』を大幅に加筆・修正したものです。

NEW 透析室ナース 1 年生 0 から学べて自分でつくれる はじめての看護ノート
－重要ポイントを「書き込む」ことで、必要な知識が得られる！

2015 年 2 月 15 日発行　第 1 版第 1 刷
2023 年 1 月 20 日発行　第 1 版第 7 刷
2025 年 3 月 10 日発行　第 2 版第 1 刷

監　修　松岡 哲平

発行者　長谷川 翔

発行所　株式会社メディカ出版
　　　　〒532-8588
　　　　大阪市淀川区宮原 3 － 4 － 30
　　　　ニッセイ新大阪ビル16F
　　　　https://www.medica.co.jp/

編集担当　西岡和江

編集協力　加藤明子

装　幀　森本良成

本文デザイン　添田はるみ

本文イラスト　岡澤香寿美／川本満／福井典子

組　版　株式会社明昌堂

印刷・製本　株式会社シナノ パブリッシング プレス

© Teppei MATSUOKA, 2025

本書の複製権・翻訳権・翻案権・上映権・譲渡権・公衆送信権（送信可能化権を含む）は、（株）メディカ出版が
保有します。

ISBN978-4-8404-8787-0

Printed and bound in Japan

当社出版物に関する 各種お問い合わせ先（受付時間：平日 9：00 〜 17：00）
●編集内容については、編集局 06-6398-5048
●ご注文・不良品（乱丁・落丁）については、お客様センター 0120-276-115

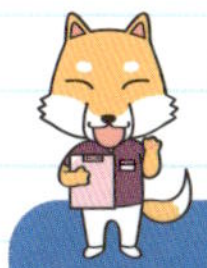

NEW

重要ポイントを
「書き込む」ことで、
必要な知識が得られる！

透析室ナース1年生

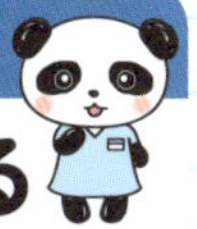

0《ゼロ》から学べて自分でつくれる

はじめての
看護ノート

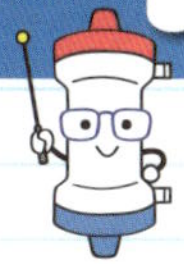

解答編

MC メディカ出版

別冊のページ → 1

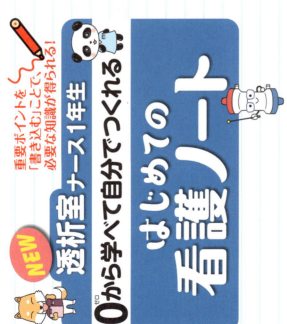

あなたの目標を決めてチャレンジしてみよう！

透析看護の対象は、腎臓に障害をもつ患者さんであり、透析治療は長期的かつ連続的に、終生続ける必要があります。そのため、透析看護師には透析技術実践能力と透析看護技術能力の習得が必要です。まずは、透析機器、投与薬剤、患者さんの言動や先輩スタッフの動きを観察しましょう。そして観察から見えてくる疑問について考え、学習していきましょう。

あなたの考えた半年間の目標を書き込んでみましょう！

1カ月目

- 患者さんの名前を覚えることができる。
- 透析業務の１日の流れを理解できる。
- 透析についての基礎知識や、透析機器の操作を習得できる。
- わからないことを先輩スタッフに質問できる。
- 行われている治療や処置内容を理解できる。

透析業務の流れや、実際に行われている治療とケアの内容を理解しよう。

3カ月目

- 透析中の異常を発見できる。
- 透析業務の全般を習得できる。
- 透析中の合併症を理解できる。
- リーダー業務の内容を理解し、先輩スタッフとともに実践できる。

透析中には何が起こるのか？　患者さんの状態を観察してみよう。透析による身体への影響や合併症を理解しよう。

6カ月目

- 透析看護師として自信をもって看護業務を実践できる。
- 穿刺トラブルへの対応ができる。
- 日常生活援助のポイントを理解できる。

安全な透析ができているのか、実践してきた内容を振り返り、不十分な点は復習を含め、先輩スタッフに確認して理解しよう。

1 腎代替療法の種類と慢性腎臓病（CKD）の定義

習得のコツ 血液透析、腹膜透析、腎移植それぞれの特徴を理解しよう。

［　　］に合う語を選んで書き込んでみよう！
CKD　腎移植　腎障害　蛋白尿　老廃物　情報提供　血液透析　腹膜透析　アルブミン尿　糸球体濾過量

1 各療法の特徴

私たちは飲食により生命維持に必要な栄養素を摂取し、体内で利用したあと［老《ろう》廃《はい》物《ぶつ》］として体外へ排出する工程を繰り返しながら生きています。腎臓の働きが健康な人の60%以下に低下するか、腎障害の所見が3カ月以上続く状態を慢性腎臓病《まんせいじんぞうびょう》（［CKD《シーケーディー》］）といい、これらが進行した状態を末期腎不全《まっきじんふぜん》といいます。末期腎不全の治療法には、水・電解質《でんかいしつ》および老廃物を除去する手段である透析療法と、別の腎臓を移植する［腎《じん》移《い》植《しょく》］があります。また、透析療法には［血《けつ》液《えき》透《とう》析《せき》（HD《エイチディ》）］と［腹《ふく》膜《まく》透《とう》析《せき》（PD《ピーディ》）］があります。

看護のポイント（導入時療法選択時の看護師の役割）

導入時療法選択《りょうほうせんたく》のときに、患者さんは医師から各療法の説明を受けます。看護師はわかりやすい言葉で患者さんに［情報提供］をすることで、患者さん自身が理解したうえで治療を受け入れることができるように、療法選択の手助けをする必要があります。

2 CKDの定義[1)]

CKDは、以下の①・②のいずれか、または両方が3カ月を超えて持続することで診断する。

①尿異常、画像診断、血液、病理で［腎《じん》障《しょう》害《がい》］の存在が明らか、とくに0.15g/gCr以上の［蛋《たん》白《ぱく》尿《にょう》］（30mg/gCr以上の［アルブミン尿］）の存在は重要である。

②［糸《し》球《きゅう》体《たい》濾《ろ》過《か》量《りょう》］（GFR）＜60mL/分/1.73m^2

患者支援をするうえで重要なので読んでみよう（p.13、p.21、p.71参照）。
- サイコネフロロジー：腎不全患者に「心の処方箋」を届けよう
- 在宅血液透析（HHD）という選択肢
- アドバンス・ケア・プランニング（ACP）：幸せな最期を迎えるために

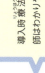

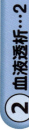

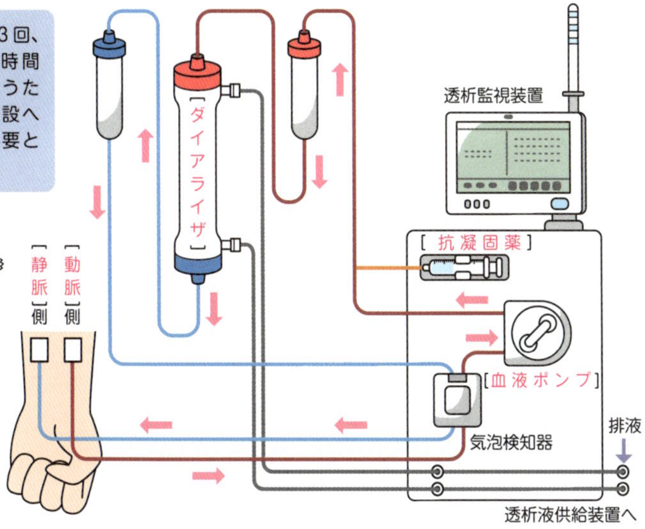

② 血液透析…2

習得のコツ 透析液を使用しない限外濾過による血液浄化方法を、図をみながら確認しよう。

[ ]に合う語を選んで書き込んでみよう！（2度使う語があります）

大　中　小　へモ　血液　水分　老廃物　補充液　水分除去
血液濾過　限外濾過　限外濾過圧

2 血液濾過（HF）

透析液を使用せず、[血液濾過]フィルタ（[ヘモ]フィルタ）を用いて、[血液]側から[濾過]圧力を加えて、不要な[水分]や[老廃物]を除去する方法です。除去した体液の代わりに[補充液]を体内に補充します。

HFは血液透析（HD）に比べ、[中]～[大]分子量物質の溶質除去に優れていますが、[小]分子量物質の除去はHDより劣るという特徴があります。また HF は、HD で血圧低下を起こしやすい人に適しています。

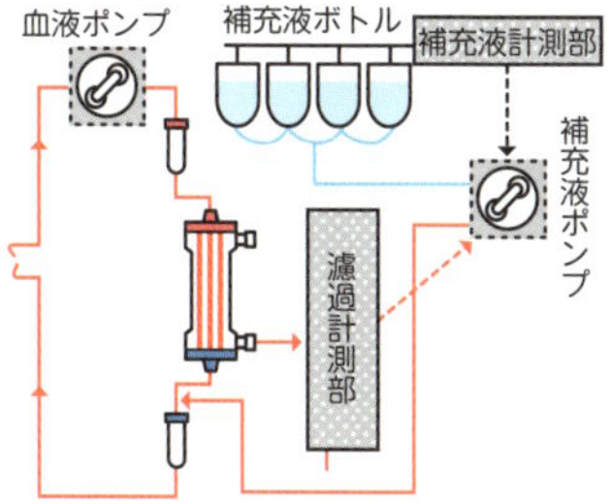

3 限外濾過法（ECUM）

HDもHFも行わず、[限外濾過]フィルタからの水分だけを除去する方法です。[除水]を速やかに行いたい場合に有効です。ECUM は、フィルタに[限外濾過圧]をかけて除水を行うため、透析液を使用せず、HD より多くの除水を行えます。

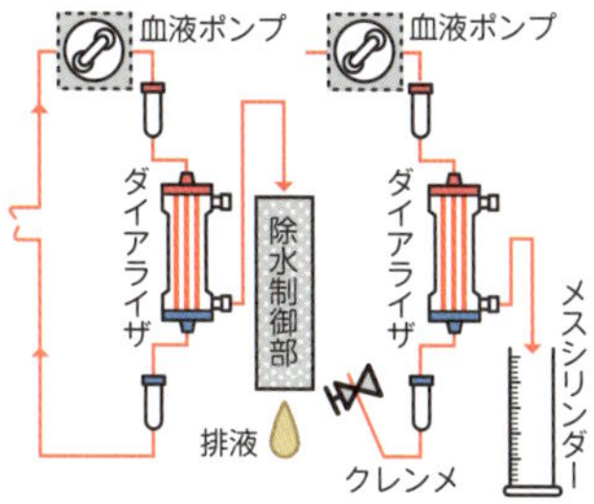

●ECUM の目的

うっ血性心不全や肺水腫などのリスクにより、通常のHDのみでは十分な治療ができない場合や、血圧低下などにより十分な[除水]ができない場合など、[水分除去]を主目的として用いられます。

難しくなってきましたが、適宜項目を付けて理解しよう。

超入門編 治療法選択

② 血液透析…1

習得のコツ 血液透析のおおまかな流れをつかもう。

[ ]に合う語を選んで書き込んでみよう！（2度使う語があります）

静脈　動脈　水分　尿毒素　抗凝固薬　シャント　血液ポンプ
ダイアライザ　バスキュラー

1 血液透析（HD）

血液透析は、透析器（[ダイアライザ]）を使って、主に拡散の原理によって余分な[水分]や[尿毒素]を除去する血液浄化療法です。HDは小分子量物質の溶質除去に優れています。通常の採血血管に使用する[静脈]では勢いが足りないため、動脈と静脈をつなぐ手術をして[シャント]（[バスキュラー]アクセス）とよばれる血管を作製します。そこに針を2本刺し、1本は血液を体外に取り出す用、もう1本は[ダイアライザ]という透析器内を通過して浄化した血液を再び体内に戻すために使用します。

●血液透析における血液の流れ

通常、週に3回、1回3～5時間の透析を行うために透析施設への通院が必要となります。

透析を理解するうえで、体内循環の流れを理解することはとても大切です。

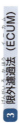

② 血液透析…3

習得のコツ HD と HF を同時に実施する血液浄化療法（血液濾過透析）について理解しよう。

［　　］に合う語を選んで書き込んでみよう！（2 度使う語があります）
中　小　低く　高く　入口　出口　希釈　透析液　置換液　フィルタ　前希釈法　後希釈法　血液濃縮　ヘモダイアフィルタ

4 血液濾過透析《けつえきろかとうせき》（オンライン HDF《エイチディーエフ》）

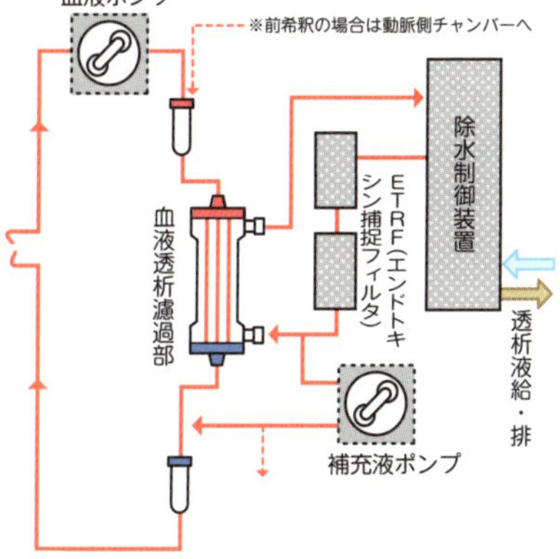

血液濾過透析は HD と HF を同時に実施する方法です。［ 小 ］～［ 中 ］まで幅広い分子量の溶質除去が可能です。臨床治療で主に使用されている HDF 療法は、［ 透 析 液 ］を用いた方法です。オンライン HDF では［ 置《ち》 換《かん》 液《えき》 ］を血液中に入れ希釈します。

● **置換液の注入場所の違い**：注入場所の違いで［ 前《ぜん》 希《き》 釈《しゃく》 法《ほう》 ］(Pre-dilution) と［ 後《こう》 希《き》 釈《しゃく》 法《ほう》 ］(Post-dilution) に分類されます。

使用されるフィルタは、［ ヘ モ ダ イ ア フ ィ ル タ ］とよばれます。ダイアライザと間違えないように注意しよう！

①前希釈法（Pre-dilution）

血液浄化器（ヘモダイアフィルタ）の［ 入 口 ］側から置換液を注入して行います。

［ 入 口 ］側から置換液を注入すると、血液は［ 希 釈 ］されるため、除去したい血中濃度が薄まり、除去効率が［ 低 く ］なります。希釈してから除去を行うので、フィルタの目詰まりや［ 血 液 濃 縮 ］が起こりにくい利点があります。

②後希釈法（Post-dilution）

ヘモダイアフィルタの［ 出 口 ］側から置換液を注入して行います。

［ フ ィ ル タ ］を通してから置換液を注入するため、前希釈法に比べて除去効率が［ 高く ］なります。除去してから希釈を行うので、［ 血 液 濃 縮 ］などが起こりやすくなります。

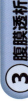

③ 腹膜透析

習得のコツ 腹膜透析についての大まかな特徴をつかもう。

［　　］に合う語を選んで書き込んでみよう！（2 度使う語があります）
外部　内部　拡散　腹膜　腹腔　水分　尿毒素　浸透圧　出口部　透析液　毛細血管　ダグラス窩

1 腹膜透析《ふくまくとうせき》（PD《ピーディー》）のしくみ

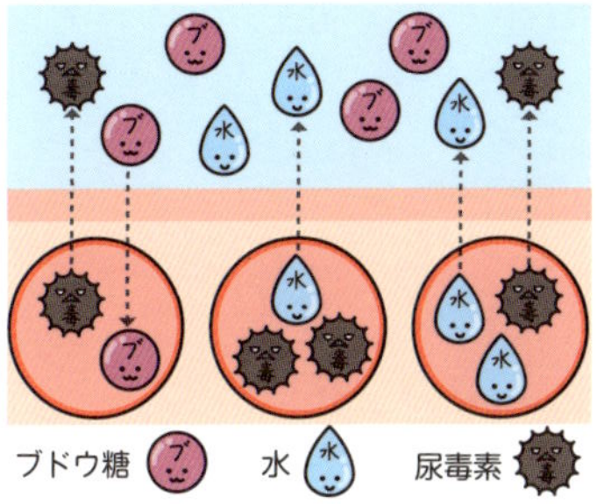

お腹の中には、腹膜という臓器を覆《おお》っている広い膜組織《まくそしき》があります。この膜に覆われている空間を［ 腹《ふく》 腔《くう》 ］といいます。腹腔内に透析液を入れて一定時間貯《ちょ》留《りゅう》すると、腹膜を介して血中の［ 尿《にょう》 毒《どく》 素《そ》 ］や［ 水 分 ］を透析液側に移動させることができます。十分に移動した時点で透析液を体外に取り出すことによって、血液浄化《けつえきじょうか》が行われます。

血液より［ 浸《しん》 透《とう》 圧《あつ》 ］の高い透析液を注入することにより、血液中にある過剰な水分を透析液側に移動させて取り除くことができるのです。老廃物《ろうはいぶつ》は濃度の高いほうから低いほうに［ 拡《かく》 散《さん》 ］する性質があるため、血液から透析液側に移動します。このように、［ 浸 透 圧 ］と［ 拡 散 ］という原理を利用して腹膜透析ができるのです。

●カテーテル留置

腹膜透析にはカテーテルを腹腔内に留置する手術が必要です。［ 出 口 部 ］《でぐちぶ(しゅっこうぶ)》の位置は患者さん自身が処置を行いやすい場所を選びます。

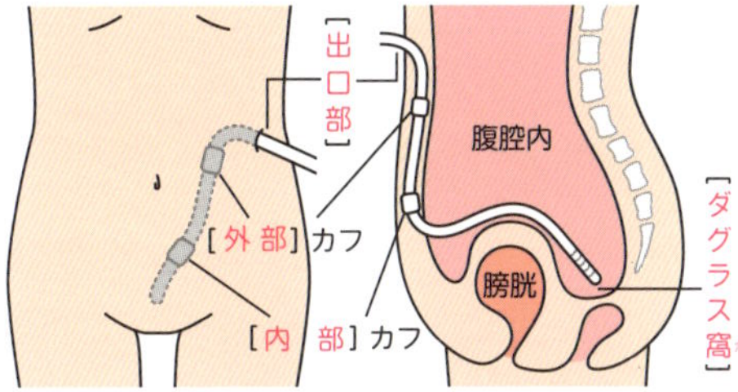

カフの位置と出口部の位置

4 腎移植

習得のコツ 生体腎移植と献腎移植の違いを理解しよう。

[　　] に合う語を選んで書き込んでみよう！（2 度使う語があります）

ドナー　脳死下　生着率　自発的　献腎移植　心停止後　レシピエント　生体腎移植

1 生体腎移植《せいたいじんいしょく》と献腎移植《けんじんいしょく》の違い

腎移植《じんいしょく》には、健康な人から臓器提供を受ける［生 体 腎 移 植］と亡くなった人から臓器提供を受ける［献 腎 移 植］があります[2]。腎臓を提供される人を［レ シ ピ エ ン ト］、腎臓を提供する人を［　ド ナ ー　］といいます。

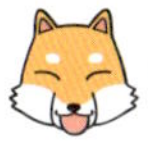

献腎移植のポイント（レシピエント候補者の優先順位）

各項目〔所在地（同一県内優先）、組織適合性（ヒト白血球抗原）、待機日数（長期間優先）、未成年者（20 歳未満優先）〕について計算し、合計ポイントが高い順に候補者に選ばれます。

2 生体腎移植

ドナーの提供意思《ていきょういし》が［自 発 的《じはつてき》］で、臓器提供後も健康な状態を維持できることが必須条件です。それらの条件を満たしたうえで、生体腎移植は行われます[2]。腎摘出《じんてきしゅつ》から移植までの阻血時間《そけつじかん》が短いため、移植腎《いしょくじん》の［生 着 率《せいちゃくりつ》］は献腎移植と比べて良好です。

3 献腎移植

献腎移植は、［心 停 止 後《しんていしご》］または［脳 死 下《のうしか》］での臓器提供の 2 通りで、［ド ナ ー］が極めて少ないのが現状です。移植希望の登録を行い腎提供があった場合、上記の合計ポイントが高い順にレシピエント候補に選定されます。

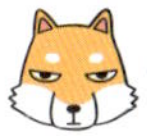

献腎移植の平均待機年数は約 15 年と、なかなか移植の機会には恵まれないのが実情です。

献腎移植手術を長い期間待ち続けている、患者さんの気持ちを考えてみよう。

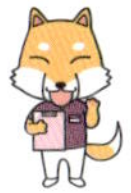

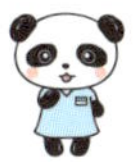

① 腎臓の構造と働き

習得のコツ 透析療法を理解するには、まず腎臓の解剖・構造・働きなどを知ることが大切です。

［　］に合う語を選んで書き込んでみよう！（2度使う語があります）
1.2　1.5　120　150　原尿　腎門　尿管　腎動脈　腎静脈　腎小体　糸球体　尿細管　再吸収　ネフロン

1 腎臓（尿生成《にょうせいせい》）の仕組み[1]

- 腎臓は、後腹膜腔にあり、左右に1個ずつあります。腎臓のへこんだ部分を［腎門《じんもん》］といい、腹部大動脈《ふくぶだいどうみゃく》から枝分かれした［腎動脈《じんどうみゃく》］から大量の血液が腎臓内に送り込まれ、［腎静脈《じんじょうみゃく》］から下大静脈《かだいじょうみゃく》に戻る仕組みになっています。腎動脈から腎臓に流れ込んだ血液は［糸球体《しきゅうたい》］に入り、ここで濾過《ろか》されます。糸球体はボウマン嚢とよばれる袋に包まれており、尿はボウマン嚢から［尿細管《にょうさいかん》］を通って腎盂《じんう》へ送られます。血液は［糸球体］から腎静脈に送られます。
- 腎臓の最小単位は［ネフロン］とよばれ、糸球体とボウマン嚢からなる［腎小体《じんしょうたい》］、それに連なる尿細管（近位尿細管《きんいにょうさいかん》、ヘンレ係蹄《けいてい》、遠位尿細管《えんいにょうさいかん》）、それらを取り巻く血管系で構成されています。糸球体によって限外濾過《げんがいろか》された尿は［原尿《げんにょう》］とよばれ、尿細管を通過する過程で［再吸収］・分泌が行われます。

腎臓の重さは1個あたり約［120］～［150］g程度。

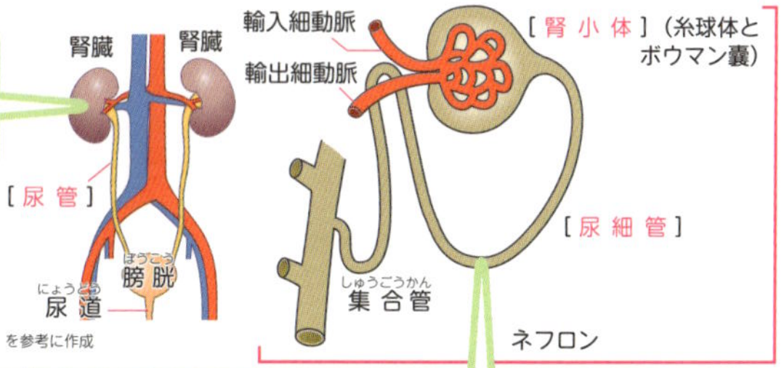

腎臓（尿生成）の仕組み[1]を参考に作成

原尿は1日に約［120］～［150］L生成される。再吸収・分泌が行われた最終尿は、［1.2］～［1.5］L/日となり排尿される。

腎臓の主な働きは、体液量や電解質バランスを調整し、血液をきれいにすることです。腎臓は体の「フィルター」として働き、尿を作ることで不要な物質や余分な水分を取り除く役割を担っています。

② 透析の原理と働き…1

習得のコツ 透析の原理がわからないときは、臨床工学技士に聞くと、わかりやすく教えてもらえますよ。

［　］に合う語を選んで書き込んでみよう！（2度使う語があります）
高い　低い　血液　圧力　陰圧　陽圧　除水　電解質　透析液　重炭酸イオン

1 透析の原理1（拡散《かくさん》）[2]

- 半透膜《はんとうまく》を介して血液と透析液が接することにより、血液中の尿毒素《にょうどくそ》や余分な水分を透析液に移動させ、不足している物質を補う治療が透析です。
- 拡散は、濃度の異なる溶液が混じり合って均一になろうとする現象です。透析では半透膜（ダイアライザまたは腹膜）を介して血液と透析液が接しており、膜の細孔《さいこう》を通過できる物質は、濃度の［高い］ほうから［低い］ほうへ移動します。拡散の効果を最大限に生かせるように、血液と透析液は、逆向きの向流《こうりゅう》になるように流入させます。
- 透析では、濃度の［高い］血液中のクレアチニン、尿素窒素《にょうそちっそ》、カリウム、尿毒素などが透《とう》析膜《せきまく》を介して［透析液］に移動します。透析液に多く含まれる［重炭酸イオン《じゅうたんさん》］は、逆に透析液から［血液］に補われます。

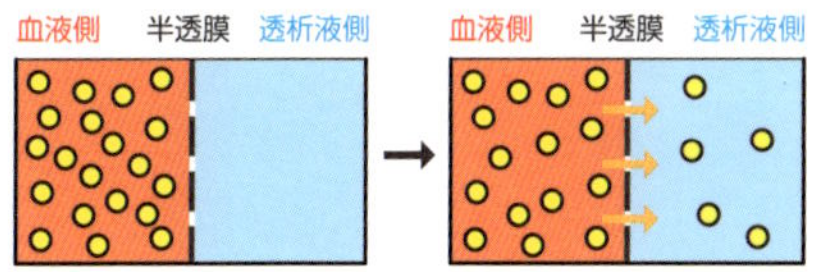

2 透析の原理2（限外濾過《げんがいろか》）[2]

- 限外濾過は、機械的に膜の両側に［圧力］をかけ、血液中の水分を透析液に移動させる方法です。透析では血液側の圧力を高くする［陽圧《ようあつ》］と透析液側の圧を低くする［陰圧《いんあつ》］があり、血液側と透析液側の間に圧力差が生じて、［血液］側から［透析液］側に水分が移動します。この方法により［除水《じょすい》］が行われ、水分以外にも孔《あな》を通り抜けることができる［電解質《でんかいしつ》］などもいっしょに透析液側に出てきます。

拡散の力は「濃度差があるほど」、限外濾過の力は「静脈圧を上げるほど」、強くなります。

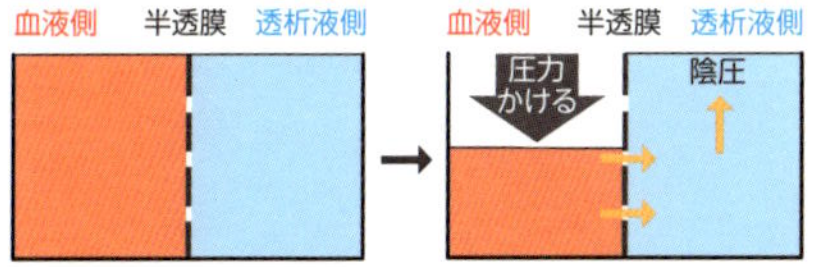

②透析の原理と働き…2

習得のコツ ダイアライザは重さでウエットかドライかタイプがわかるよ。実際に触ってみよう！

［　　］に合う語を選んで書き込んでみよう！（2 度使う語があります）
中空糸　重炭酸　電解質　老廃物　動脈側　静脈側　半透膜　ドライ　カリウム　ウエット　マグネシウム　ハウジング

3 ダイアライザ

血液透析は、ダイアライザの［半 透 膜］を介して物質交換を行います。血液中の老廃物《ろうはいぶつ》を透析液中に移行し、透析液中から血液中に［電 解 質］の補充を行います。

4 ダイアライザの構造 2)

形状には中空糸型《ちゅうくうしがた》と積層型《せきそうがた》があります。中空糸型は、ハウジング（プラスチック製の円筒《えんとう》）の中に極細繊維の［中 空 糸］が約 8,000~10,000 本束ねられています。滅菌水《めっきんすい》が充塡《じゅうてん》されている［ウ エ ッ ト］タイプ、充塡液が含まれていない［ド ラ イ］タイプがあります。

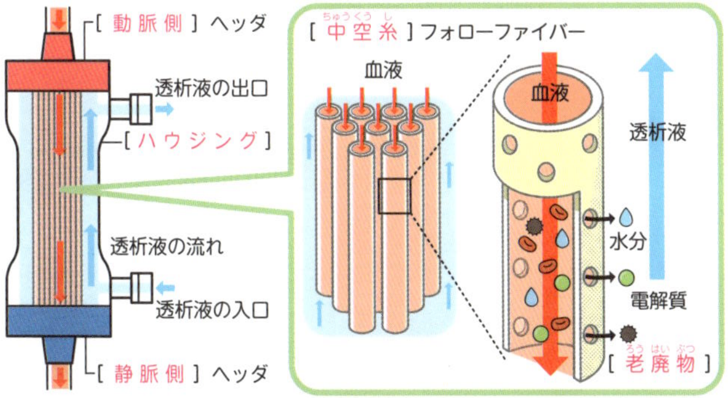

5 透析液

液タイプと粉末タイプがあります。A 原液にはナトリウム、［マ グ ネ シ ウ ム］、カルシウム、［カ リ ウ ム］、クロール、ブドウ糖、B 原液には［重 炭 酸《じゅうたんさん》］の電解質が含まれています。カルシウム濃度の違いで製品の種類も異なります。

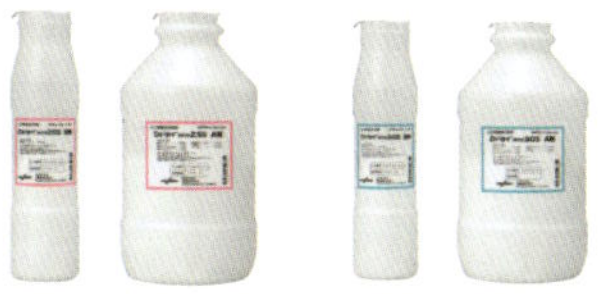

D ドライ透析剤 2.5S　D ドライ透析剤 3.0S
（日機装株式会社の製品写真より許可を得て転載）

透析液に含まれている電解質の組成は、メーカーごとにやや異なりますが、組成を確認して「何が含まれていて、原液が A と B に分かれている」理由を考えてみよう。

③老廃物を排泄する

習得のコツ 尿毒素とは尿毒症状をひき起こす物質の総称です。何があるか調べておこう。

［　　］に合う語を選んで書き込んでみよう！（2 度使う語があります）
尿　薬剤　水分　蓄積　毒素　高め　上昇　体外　重金属　再吸収　尿細管　糸球体

1 老廃物《ろうはいぶつ》の排泄

腎臓は、血液を濾過して体に不要な老廃物や［毒 素《どくそ》］、［水 分］や塩分を体の外に［尿］として排泄します。腎臓が正常に働いていると、体に不要な老廃物と毒素は排出され、必要な成分や水分は体内に［再 吸 収］されます。しかし、腎不全になると［糸 球 体《しきゅうたい》］でうまく濾過できなくなり、老廃物や毒素が体内に［蓄 積《ちくせき》］されてしまい、また必要な物質も［再 吸 収］されることなく［体 外］へ排出されてしまいます。

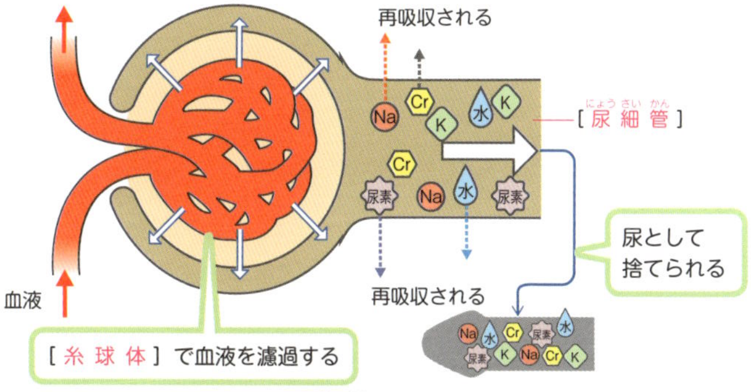

腎臓の働き

覚えておきたいポイント

- **尿量が減少するとどういう状態になるのか？**：尿毒素、不要［重 金 属］、［薬 剤］、有害物質などが排泄できない状態になります。
- **クレアチニン（Cr）と透析量の関係**：おもに骨格筋でクレアチンからクレアチニンが生成され、この産生量は総筋肉量に比例するため、筋肉の多い人ほど［高 め］になります。クレアチニン濃度が［上 昇］するほど透析量が不十分といえるため、十分な透析量を確保する必要があります。

体格のよい患者さんと痩せている患者さんの血液データを比較してみよう。

4 血液の酸塩基平衡を調整する

習得のコツ 尿中の水素イオン排泄と呼気中の二酸化炭素排出を理解しよう。

[　　] に合う語を選んで書き込んでみよう！（2 度使う語があります）
透析　酸性　栄養　過呼吸　酸性化　重炭酸　たんぱく質　弱アルカリ性
水素イオン　二酸化炭素　代謝性アシドーシス

1 血液の酸塩基平衡《さんえんきへいこう》

血液の酸塩基平衡はpH《ペーハー》が7.4で、[弱《じゃく》アルカリ性] に保たれています。これは生体の緩衝系《かんしょうけい》の働きで、おもに重炭酸系《じゅうたんさんけい》と非重炭酸系に分かれます。[重炭酸] 系は肺と腎臓が大きな役割をしています。肺は [二酸化炭素] を排泄し、腎臓は [水素イオン] を排泄することで血液の [酸性化《さんせいか》] を防いでいます。腎臓の障害により水素イオンが排泄されないと、血液が酸性に傾き [代謝性《たいしゃせい》アシドーシス] になります。

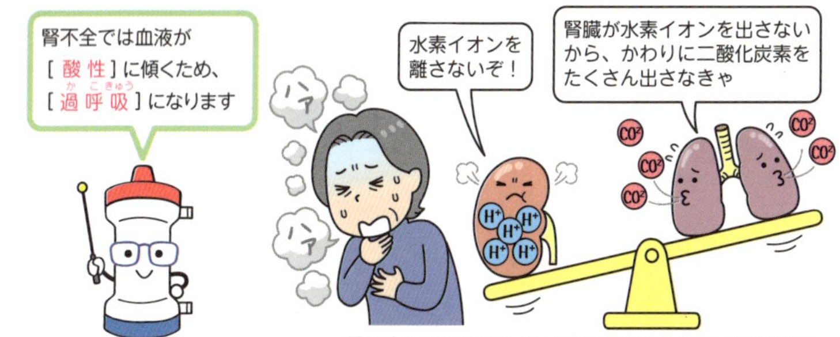
腎不全では血液が
[酸性] に傾くため、
[過呼吸《かこきゅう》] になります
水素イオンを
離さないぞ！
腎臓が水素イオンを出さない
から、かわりに二酸化炭素を
たくさん出さなきゃ
ハァ
ハァ
H+
CO2

腎不全で血液の酸塩基平衡が崩れている状態[3] を参考に作成

覚えておきたいポイント

- **透析でも血液が弱アルカリ性に保たれる理由**：透析液の中には緩衝剤《かんしょうざい》が含まれており、それらが拡散《かくさん》することにより、[弱アルカリ性] に血液が保たれています。
- **代謝性アシドーシスの原因**：[透析] 不足、下痢、[栄養] 不良、[たんぱく質] の摂り過ぎがあります。

5 血液をつくる働きを助ける

習得のコツ 基本的な病態を理解し、貧血になる原因を調べてみよう。

[　　] に合う語を選んで書き込んでみよう！
貧血　糖蛋白　赤血球　血清鉄　腎性貧血　フェリチン　エリスロポエチン

1 エリスロポエチンの分泌と腎性貧血《じんせいひんけつ》

腎不全では、造血ホルモンである [エリスロポエチン]（EPO《エポ》）が産生されず、骨《こつ》髄《ずい》への造血刺激《ぞうけつしげき》がなくなり [貧血] を引き起こします。これを [腎性貧血] といいます。EPOは [糖蛋白《とうたんぱく》] であり、糖鎖《とうさ》（単糖が鎖のようにつながってできている物質）が多いほど半減期が長くなります。腎臓より適切なEPO分泌が行われると、EPOが骨髄造血《こつずいぞうけつ》細胞《さいぼう》を刺激し、[赤血球] がつくられます。

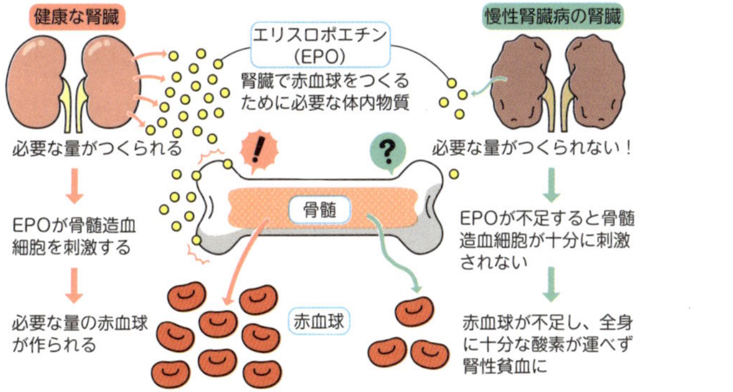

腎性貧血の薬物治療のポイント

- 腎性貧血は進行するまで無症状《むしょうじょう》です。治療には、注射薬である赤血球造血刺激因子製剤（ESA）、経口薬である低酸素誘導因子 - プロリン水酸素化酵素（HIF-PH）阻害薬などが用いられます （p.49「3貧血を改善する薬」参照）。
- 鉄不足が原因となる場合があるので、[血清鉄《けっせいてつ》] や [フェリチン] などを測定し、適切に鉄剤を投与する必要があります。なお、貧血には腎性貧血以外の原因もあるので注意しましょう。

⑥活性型ビタミンDの働き、血圧の調整

習得のコツ 副甲状腺の働きと骨代謝、血圧調整機能を理解しよう！

［　　］に合う語を選んで書き込んでみよう！（2度使う語があります）
肝臓　骨折　尿中　リン　上昇　水分量　無症状　高血圧　腎不全　ナトリウム
カルシウム　ドライウエイト　副甲状腺ホルモン　活性型ビタミンD

1 ビタミンDの働き

食事から得た［カルシウム］を小《しょう》腸《ちょう》で吸収し、骨に沈着させるには、活性型ビタミンDが不可欠です。活性型ビタミンDは、血液中のCa濃度の調節にも関係します。腎臓は、［肝臓］で変化したビタミンDを活性化させる機能をもちますが、腎不全になると活性化されずにCaの吸収が阻《そ》害《がい》されて骨がもろくなります。初期は［無症状］で、進行すると［骨折］しやすくなります。［活性型ビタミンD］の低下や低Ca血症は、［副《ふく》甲《こう》状《じょう》腺《せん》ホルモン］の分泌を促し、二《に》次《じ》性《せい》副《ふく》甲《こう》状《じょう》腺《せん》機《き》能《のう》亢《こう》進《しん》症《しょう》を引き起こします。［腎不全］では、活性型ビタミンD_3製剤が必要です。

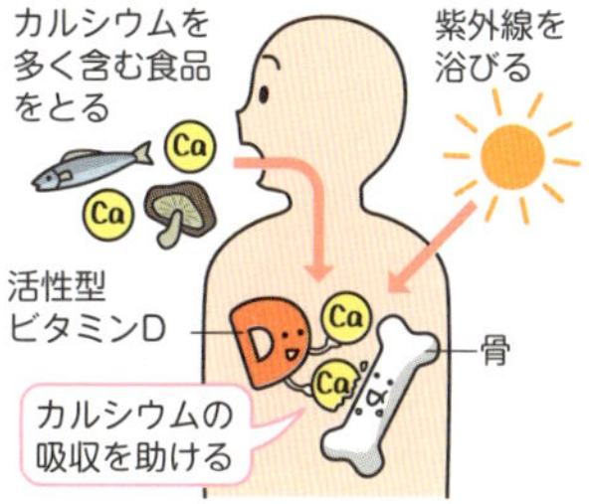

観察のポイント
- 血中［カルシウム］・［リン］濃度を確認し、注意することが重要です。

2 血圧の調整

腎臓の糸《し》球《きゅう》体《たい》のわきにある傍《ぼう》糸《し》球《きゅう》体《たい》細《さい》胞《ぼう》から、レニンというホルモンが分泌されます。レニンは血管を収縮させて血圧を［上昇］させる働きがあり、血圧が低下すると尿細管《にゅうさいかん》で［ナトリウム］の再吸収を促し、［水分量］を増やして血圧を［上昇］させます。腎臓が正常に働いていると、食塩を摂取しても水分とともに［尿中］に排泄され、血圧が適切に保たれます。腎不全になるとレニンが過剰に分泌されて、［高血圧］になります。

患者指導のポイント
- 適切な［ドライウエイト］の設定や体重管理、血圧測定し記録する習慣を身につけることができるように指導することが重要です。

② 透析用監視装置（個人用・多人数用透析監視装置）…1

習得のコツ 個人用装置は、注入ラインや薬液ポートなど多人数用とは異なる箇所があります。

[　] に合う語を選んで書き込んでみよう！

洗浄　A原液　B原液　RO水　処方透析　原液注入ライン

1 個人用透析監視装置

個人用透析監視装置は、透析室以外、患者搬送の困難なICUや病棟、在宅血液透析時に、ベッドサイドに装置を設置して使用します。透析液作製機構が個々の装置にあるため、単独運転が可能で、患者個々の病態に合わせた [処方透析] が行えます。透析液の精製のため、装置ごとに [RO水]、[A原液]、[B原液] が必要となります。

[原液注入ライン]

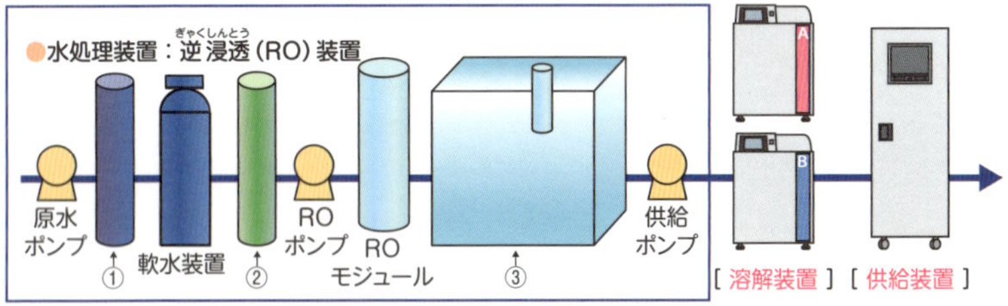

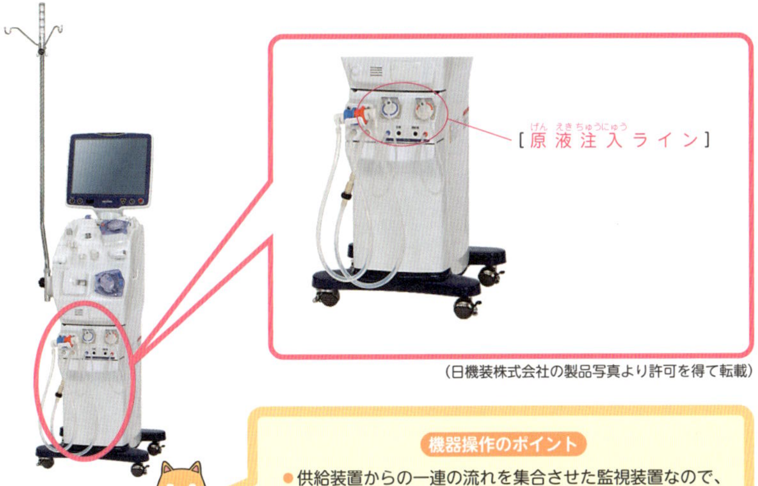

（日機装株式会社の製品写真より許可を得て転載）

機器操作のポイント

供給装置からの一連の流れを集合させた監視装置なので、[洗浄] も単独で行います。そのため、薬液洗浄に必要な薬剤などを定期的に補充する必要があります。

基礎編 透析装置と血液浄化療法のキホンを理解する

① 水処理装置・透析液溶解装置・透析液供給装置

習得のコツ 実際の装置は複雑なので、装置のフローチャートなどを見ながら覚えると理解しやすいです。

[　] に合う語を選んで書き込んでみよう！（2度使う語があります）

A液　B原液　希釈水　重炭酸　供給装置　溶解装置　ROタンク　カルシウム
マグネシウム　紫外線殺菌灯　活性炭フィルター　プレフィルター

1 水処理から供給まで

- 水処理装置：逆浸透（RO）装置
  ① 軟水装置　② [活性炭フィルター]　③ [ROタンク]
  [溶解装置]　[供給装置]

透析に使用する水は、水処理装置を用いて水処理工程で高度に精製する必要があります。

原水からポンプにて送り出された水は、はじめに①[プレフィルター] を通り、コロや鉄さびなどの固形微粒子を取り除きます。次に軟水装置にて陽イオンを除去し軟水にします。その後、②[活性炭フィルター] を通って残留塩素、クロラミンなどを除去し、RO膜を通り、③[ROタンク] 内に一時的に貯留します。タンク内は雑菌の増殖を防ぐために [紫外線殺菌灯] で殺菌を行い管理しています。装置内で生成されたRO水は [溶解装置]、[供給装置] に送られます。溶解装置では、生成されたRO水にて透析液を精製します。溶解装置で精製された透析液は、供給装置内で、[A液]：[B液]：[希釈水] を 1：1.26：32.74などの比率で希釈混合し、濃度管理を行い、透液します。

覚えておきたいポイント（透析液の原液が2種類ある理由）

- 透析液の原液はA剤、B剤の2種類があり、2種類に分けてあるのは、同剤にすると [重炭酸] と [カルシウム] や [マグネシウム] が炭酸塩を形成して沈殿しやすくなってしまうからです。

③ シャント（バスキュラーアクセス）…1

習得のコツ　バスキュラーアクセスを理解するには、血管の解剖を併せて理解することが基本となります。

[　]に合う動静脈の語を選んで書き込もう！

上腕動脈　橈骨動脈　尺骨動脈　上腕橈側皮静脈　前腕橈側皮静脈
上腕尺側皮静脈　前腕尺側皮静脈　肘正中皮静脈　腋窩静脈

■ 血液の方向を確認しながら、[　]に合う動静脈を選んで書き込もう！

1 バスキュラーアクセス（VA）の目的

血液透析では、少なくとも1分間に約200mLの血液を一度、体の外へ出して（脱血）浄化し、体内に戻すこと（返血）が必要です。そのためには、血流量の豊富な血管を確保し、血液の「取り出し口」と「戻し口」が必要となり、腕（利き腕ではないほうを選ぶことが多い）の血管にシャント（短絡路）を造設します。これを「バスキュラーアクセス造設に用いられる動静脈」といいます。

2 血液の流れとバスキュラーアクセス造設に用いられる動静脈

必要な血液流量（約200mL/分）を確保するには、動脈と静脈を縫い合わせてシャントをつくり、動脈から直接静脈に血流を流すVAをつくります。

●バスキュラーアクセス造設に用いられる上肢の動静脈の名称[1]より

バスキュラーアクセスは難しいけど、血液の流れに沿って図式化することで、より理解が深まりますよ。

基礎編　透析装置と血液浄化療法のキホンを理解する

② 透析用監視装置（個人用・多人数用透析監視装置）…2

習得のコツ　先輩スタッフの操作を観察しよう。停止中の装置より治療中の動きを見るほうが見えやすいです。

[　]に合う語を選んで書き込んでみよう！

濃度　表示灯　カプラ　血液ポンプ　気泡検知器　液晶モニター
血液ポンプスイッチ

2 多人数用透析監視装置

わが国では、多人数用透析監視装置が主流です。多人数用透析液供給装置から透析液を供給し治療や操作を行うため、すべての患者が同じ[濃　度]で設定された透析液で治療を行います。

[表示灯]
[液晶モニター]
[血液ポンプ]
[気泡検知器]
[カプラ]

（日機装株式会社の製品写真より許可を得て転載）

透析液の清浄化を保つためにも、カプラをダイアライザに接続するときは、絶対に不潔にならないように注意しましょう。

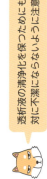

メーカーによって、上記の写真と装置の各部位の配置は異なりますが、操作しやすいように、基本的部位や色分けなどは、同じになるように表示されています。

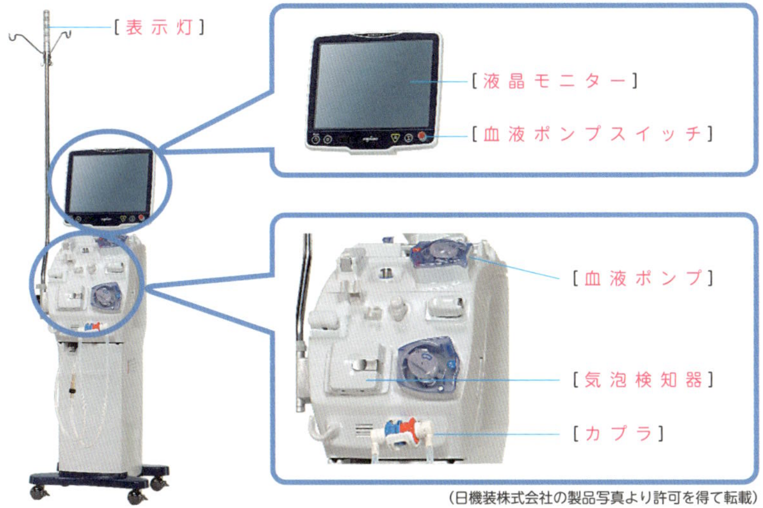

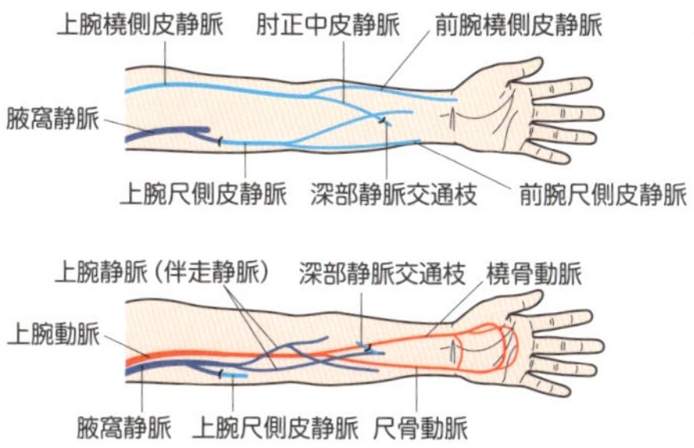

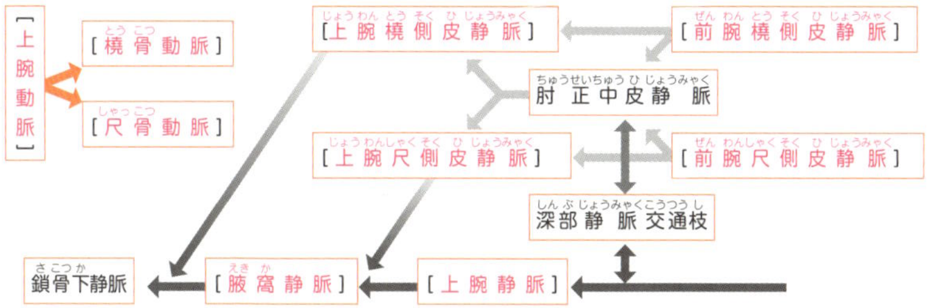

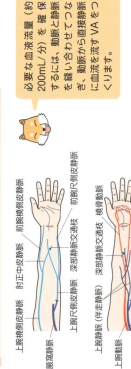

③シャント（バスキュラーアクセス）…2

習得のコツ 基幹となる血管の走行を知ることが、アクセスの観察をする際にとても役に立ちます。

[　　] に合う語を選んで書き込んでみよう！（2 度使う語があります）
AVF　動脈　静脈　左室　表在化　人工血管　第一選択

3 バスキュラーアクセス（VA）の種類と特徴

シャント手術は局所麻酔下に血管と血管を縫い合わせる細かい手術です。一般に手術後 1～2 週間くらいで透析治療に使えるようになります。手術でつくる VA は大きく分けて AVF《エーヴィエフ》（自《じ》己《こ》血《けっ》管《かん》使《し》用《よう》皮《ひ》下《か》動《どう》静《じょう》脈《みゃく》瘻《ろう》）、AVG《エーヴイジー》（人工血管《じんこうけっかん》使《し》用《よう》皮《ひ》下《か》動《どう》静《じょう》脈《みゃく》瘻《ろう》）の 2 つがあります。

●AVF：自己血管使用皮下動静脈瘻

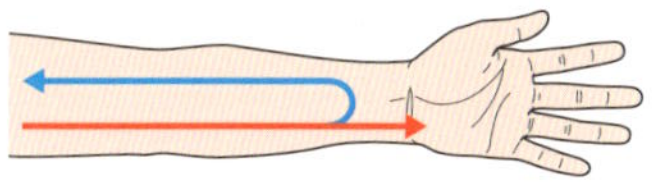

●AVG：人工血管使用皮下動静脈瘻

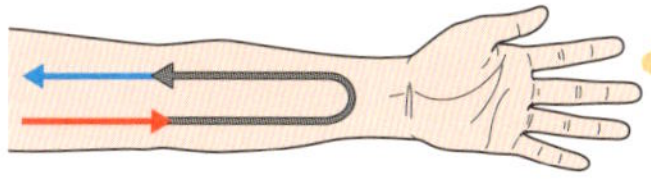

動脈の［表 在 化］

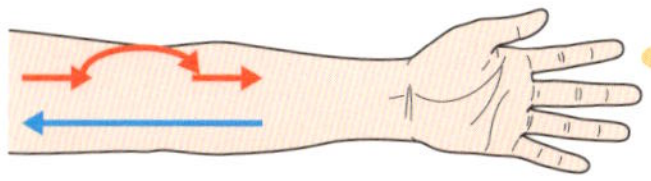

AVF のポイント

- VA 作成の［第 一 選 択］となります。動脈と静脈をつなぎ合わせて、直接［動 脈］の血液が［静 脈］に流れるようにします。
- できる限り利き腕と反対に作成しますが、患者の生活背景や全身状態などを総合的に判断して決めます。

AVG のポイント

- ［人 工 血 管（グラフト）］を移植して自己血管とつなげます。「［A V F］の作製が困難な人」「心臓の機能上シャントの心負荷に耐え得る人」「末梢循環不全を起こしていない人」に適応されます。
- 植え込み形態は、ストレート型、カーブ型、ループ型と穿刺しやすい形態を選びます。

シャント手術ができない場合の対応のポイント

- 心機能が悪い人（［左 室］駆出率：EF30～40%以下）はシャント手術ができません。AVF を作製するのに適切な［静 脈］が存在しない人に、上腕の深部にある動脈を皮膚のすぐ下に持ち上げる手術を行います。

④透析条件の設定

習得のコツ 同じような表記のダイアライザがあるので、間違えないように注意しよう。

[　　] に合う語を選んで書き込んでみよう！
4　200　300　500　長く　少なく　除水量　血圧低下　ダイアライザ

1 透析条件の設定方法

患者の年齢、体格、透析歴などに合わせて、［ダ イ ア ラ イ ザ］の面積、材質を選定します。膜面積は 0.9～3.0m² と小面積から大面積まであり、面積が大きくなるほど除去効率が増し、体外循環量も増えます。また、膜も複数あり、素材ごとに特徴があります。

●ドライウエイト：体液量が適正で、透析中に過度の［血 圧 低 下］を生じることなく、かつ長期的にも心血管系への負担が少ないと定義される透析終了時の体重です。

●透析時間：一般的に一回の透析あたり［4］～5 時間です。患者の状態や治療条件によっては、6 時間以上の場合もあります。

●透析監視装置の設定画面

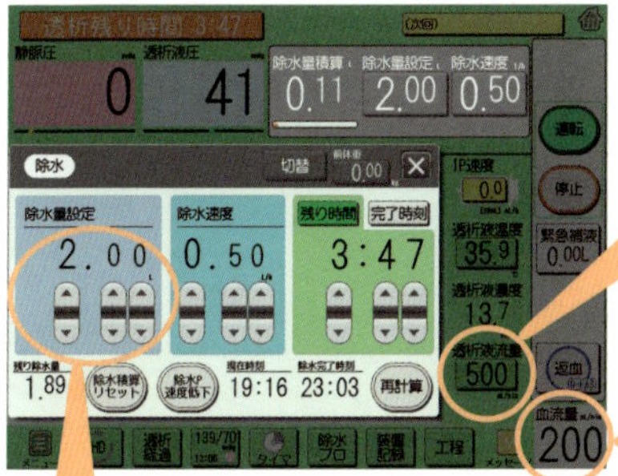

●透析液流量：透析装置から送り出される透析液の流量を示し、血液と逆向きに流すことで、濃度差をつくり拡散の効果を生かします。一般的には、［5 0 0］mL/ 分で設定されます。

●血流量：体外循環時における、1 分間当たりの血液の流れを表します。患者のバスキュラーアクセスの状態や治療条件などにより設定値は異なりますが、一般的に［2 0 0］～［3 0 0］mL/ 分で設定されます。

●除水量：一回の透析で血液を介して体内から除去する水分量を示します。基礎体重から増加した量が［除 水 量］となります。除水量が多いときには、透析時間を［長 く］し、時間当たりの除水を［少 な く］行えば、患者への負担を軽減できます。

①セッティング・プライミングの基本操作…1

習得のコツ まずは回路の名称と用途を覚えよう！　血液の流れに沿って考えると覚えやすいです。

［　　］に合う語を選んで書き込んでみよう！
採血　空気　血液　薬液　圧力　穿刺針　血液流量　補液流量
血液ポンプローラー部

1 血液回路の名称と用途

①圧力モニターライン：静脈側エアトラップチャンバ内の［ 圧 力 ］を装置で測定する。
②薬液注入ライン：薬剤投与、後希釈 OHDF の補液注入に使用する。
③オーバーフローライン：プライミング時の空気抜き、液置換に使用する。

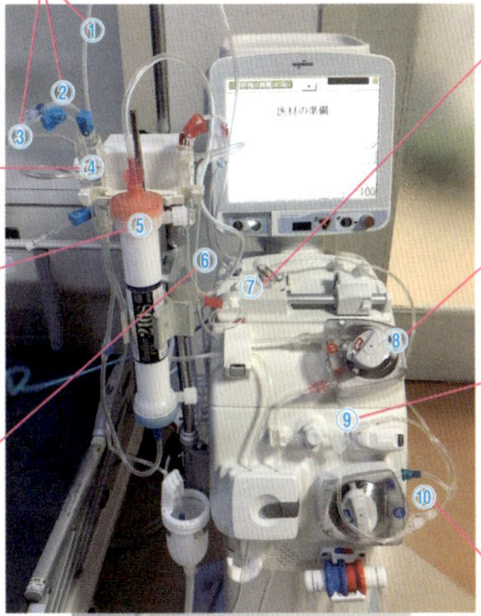

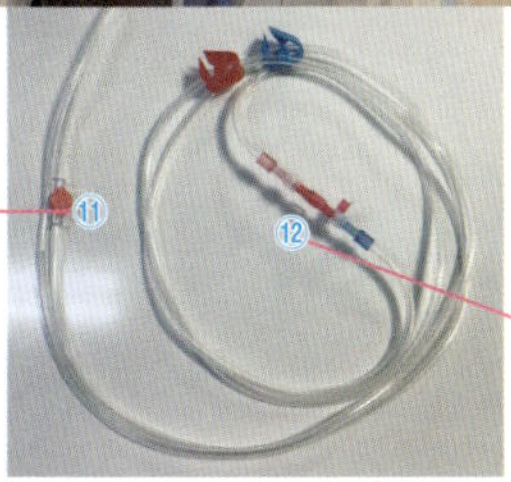

④エアトラップチャンバ：回路内の［ 空 気 ］と凝固塊《ぎょうこかい》を捕捉《ほそく》する。

⑤ダイアライザ接続部：ダイアライザと血液回路を接続する。

⑥トランスデューサ保護フィルタ：装置内への［ 血 液 ］などの侵入を防ぐ。

⑦抗凝固薬注入ライン：抗凝固薬を持続注入する。

⑧血液ポンプ部：［ 血 液《けつえき》 流 量《りゅうりょう》 ］を得る部分で［ 血 液 ポ ン プ ロ ー ラ ー 部 ］へ装着する。

⑨透析液ポートライン：プライミング、返血、補液に使用し透析液と接続する。

⑩補液ライン・補液ポンプ部：OHDF を行うための［ 補 液 流 量 ］を得る部分で、透析液ポートラインから分岐接続する。

⑪ニードルレスサンプルポート：回路内からの［ 採 血 ］や［ 薬 液 ］の注入に使用する。

⑫アクセス接続部：血液回路と［ 穿 刺 針《せんしじん》 ］を接続する。

①セッティング・プライミングの基本操作…2

習得のコツ 物品の準備では、取り違えがないか、しっかり確認しよう。

［　　］に合う語を選んで書き込んでみよう！
折れ　破損　汚損　洗浄　充填　ねじれ　クランプ　ルアーロック

2 必要物品の準備

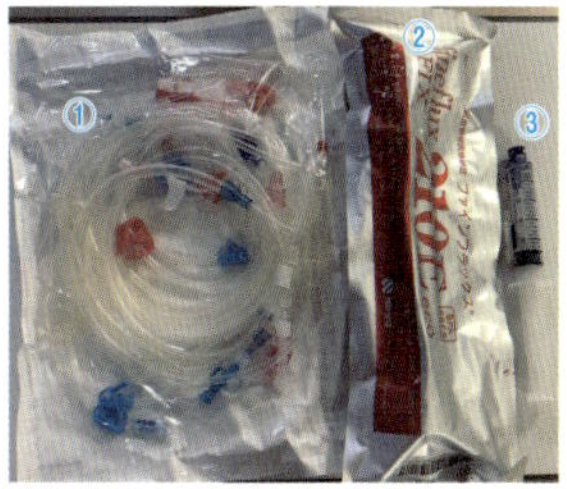

①血液回路：包装の［ 破 損 ］や［ 汚 損《おそん》 ］、変形や亀《き》裂《れつ》、キャップの脱落がないかを確認します。
②ダイアライザ：透析予定患者のものと種類が合致しているか、破損などがないか確認します。
③抗凝固薬《こうぎょうこやく》：透析予定患者のものと種類、量が合致しているか確認します。

3 血液回路の組み立て

【動画 1：プライミングの方法（血液回路の組み立て）】

動画 1

血液回路は、［ ね じ れ ］や［ 折 れ ］、汚染が生じないよう装着します。ダイアライザ接続部、トランスデューサ保護フィルタは、確実に［ ル ア ー ロ ッ ク ］され、閉じるべき側管《そっかん》の保護キャップを増《ま》し締《じ》めし、必要箇所のクレンメを確実に［ ク ラ ン プ ］します。

4 プライミングの目的

体外循環におけるプライミングとは、血液が通るダイアライザや血液回路内の異物除去《いぶつじょきょ》のための2つの行為（［ 洗 浄 ］と［ 充 填 ］）を指しています。

5 プライミングの実際

①氏名、ダイアライザ、抗凝固薬が合っているかを再度確認します。
②自動運転にて開始します。

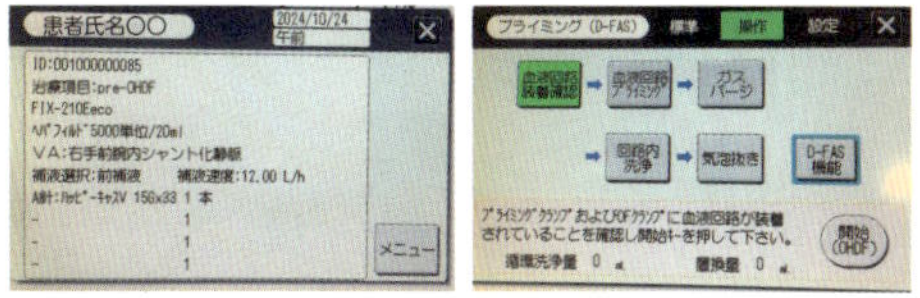

看護のポイント

●患者さんの状態により、必要物品がいつもの条件と異なる場合があるので、確認したうえで準備します。

②透析操作開始時の基本操作…1

習得のコツ なぜ、その手技や操作が必要なのか、一つひとつ考えながら覚えていこう！

[　　] に合う語を選んで書き込んでみよう！
1　太く　穿刺　皮膚　動脈　静脈　かゆみ　シャント

1 必要物品の準備

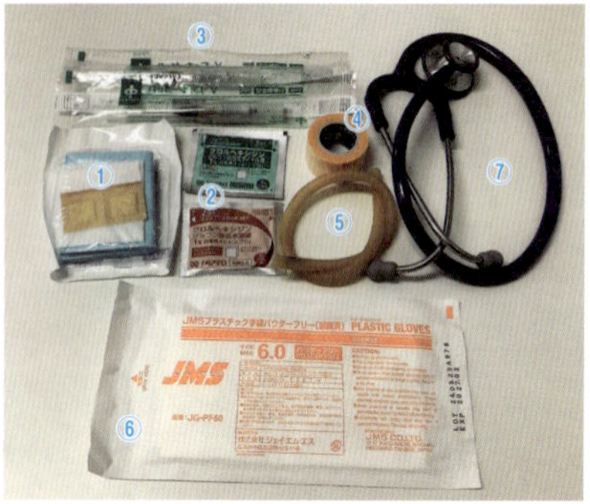

①**開始セット**：防水シーツ、ガーゼ、保護パッド付き絆創膏が入っています。

使用時は滅菌物《めっきんぶつ》の取り扱いに注意しましょう。

②**消毒薬（1％クロルヘキシジングルコン酸塩綿）**：[皮 膚] の状態に合わせて、[穿《せん》 刺《し》] 時の消毒に使用します。

③**穿刺針《せんししん》**：[動 脈] 側・[静 脈] 側と2本の針を準備します。一般的に15～17Gの針が使用されます。G数《ゲージすう》が小さくなると針は [太 く] なります。種類は、留置針《りゅうちしん》、金属針《きんぞくしん》、短針《たんしん》、誤穿刺防止機能《ごせんしぼうしきのう》がついたセーフティー針があります。

穿刺針の太さは、患者さんのバスキュラーアクセスの状態や穿刺部位、血流量、静脈圧、止血の状態などに応じて選択します。

④**固定テープ**：テープの種類によってはかぶれや [か ゆ み] を起こす原因となります。患者さんの皮膚の状態に応じて選択します。

⑤**駆血帯《くけつたい》**：使用後は必ず清拭します。汚染した場合は、交換し消毒するようにしましょう。

⑥**手袋**：滅菌手袋《めっきんてぶくろ》と未滅菌手袋がありますが、一手技につき [1] 手袋ずつ準備し、次の患者さんへの使い回しは絶対に禁止です。

⑦**聴診器**：穿刺前に [シ ャ ン ト] 音を確認します。使用後は必ず接触面を清拭しましょう。

 大切なことはメモをとりながら覚えよう。開始前に、物品がそろっているか確認しよう。

②透析操作開始時の基本操作…2

習得のコツ 体重の測定値だけではなく、周りの測定環境にも気を配ろう。

[　　] に合う語を選んで書き込んでみよう！
同じ　増加　食事　尿量　水分　傾聴　批判　除水量　腎機能

2 体重測定

透析患者は、[腎 機 能] の低下により、[尿 量] が減少し、無尿《むにょう》の患者も少なくありません。そのため、飲水《いんすい》、飲食により摂取した [水 分] がそのまま体内に残り、それが体重の [増 加] につながります。透析前と透析後に体重測定をして体重の推移を把握するとともに、透析前の体重をもとにその日の [除《じょ》 水《すい》 量《りょう》] を設定します。

●体重測定の方法と注意点

体重測定の条件は、いつもと [同 じ] 条件で行うことが大切です。スタッフから体重増加について注意されることを気にして、患者さんが [食 事] を抜いたり制限したりしてしまうことがあります。日々の変化を観察しましょう。

看護のポイント（体重測定時の注意）

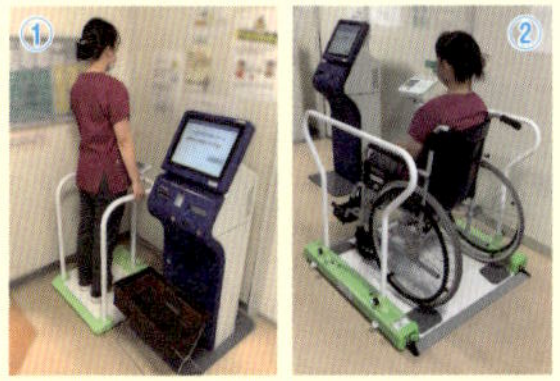

①**立位測定**：上着を着たままではないか、杖や荷物をもっていないかなどを確認します。
②**車椅子測定**：車椅子に荷物がかかっていないか、座布団やクッションなど増減がないかを確認します。個別に使用している車いす、付属品の重量は事前に計測し確認できるようにしましょう。
●介助者は、患者さんが車いすと体重計の間に手や腕を挟まないように注意します。

●測定手順

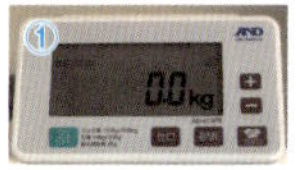

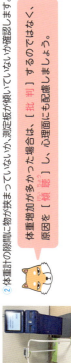

①体重計の表示が「ゼロ」になっていることを確認します。

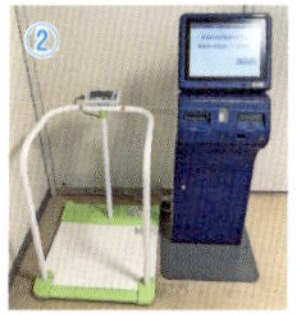

②体重計の隙間に物が挟まっていないか、測定板が傾いていないか確認します。

体重増加が多かった場合は、[批 判] するのではなく、原因を [傾《けい》 聴《ちょう》] し、心理面にも配慮しましょう。

体重増加の原因について、患者さん自身が「振り返り、気づける」ようなかかわり方

②透析操作開始時の基本操作…3

習得のコツ 日頃から患者さんの状態を注意深く観察しよう。

［　　］に合う語を選んで書き込んでみよう！
溢水　飲水　飲食　顔色　頻脈　徐脈　炎症　肩呼吸　透析前　下がり　むくみ　シャント

3 透析前の観察

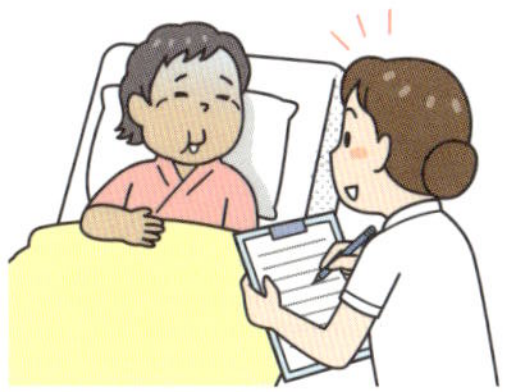

- **血圧**：血圧は体重増加の目安になります。
- **脈拍**：［徐脈《じょみゃく》］では高カリウム血症の可能性があります。［頻脈《ひんみゃく》］では血圧低下が予測されます。
- **体温**：体の［炎症］反応、もしくは［シャント］感染の徴候の目安となります。
- **呼吸**：体重増加が多いと、心不全による［肩呼吸《かたこきゅう》］や労《ろう》作《さ》時《じ》の息切れ、浅い呼吸など呼吸状態が不安定になります。

観察のポイント

- 患者さんの入室時や透析前には、バイタルサインや体重増加とともに、［顔色］、表情、声のトーン、［むくみ］の有無、歩行状態を観察します。
- 異常があれば、検査や処置が必要かどうかを判断して透析治療を開始する前に医師に報告しましょう。

4 除水設定《じょすいせってい》

除水量は風袋《ふうたい》の変更、便秘の有無、透析中の［飲水］量などで毎回変化します。

●透析患者の除水量の式

- （［透析前］体重－目標体重）＋透析中の［飲食］量＋補液等の点滴量

観察のポイント

- **除水量が多い**：血圧が［下がり］、ショック状態となることがあります。
- **目標体重よりも引き残しが多い**：［溢水《いっすい》］状態（体内の水分が過剰な状態）になり、胸が苦しいなどの症状が現れることがあります。

 除水量はほかの条件と異なり日によって変化するので、除水設定は難しいと感じるかもしれませんが、落ち着いて計算しよう。

②透析操作開始時の基本操作…4

習得のコツ シャントの変化に注意し、患者さんの話をよく聞こう。

［　　］に合う語を選んで書き込んでみよう！（2度使う語があります）
狭窄　閉塞　高調　弱く　痛い　挙上　しびれ

5 シャントの観察 1)、2)

【動画2：シャント音を確認する】

動画2

シャントの観察は「見る・聴く・触る」が基本となります。

①見る（シャント肢全体に異常がないか観察する）

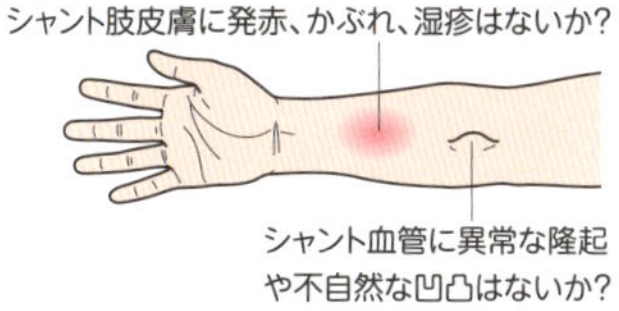
シャント肢皮膚に発赤、かぶれ、湿疹はないか?
シャント血管に異常な隆起や不自然な凹凸はないか?

- シャント肢皮膚全体に、発赤、かぶれ、湿疹、腫脹、皮下出血などがないか注意深く見ましょう。
- シャント血管に異常な隆起や不自然な凹凸はないか観察しましょう。シャント肢を［挙上］し、血管が凹む場合は、シャントの［狭窄］が考えられます。

②聴く（聴診器で吻合部から順に中枢側に向かい全体を通してシャント音を聴取する）

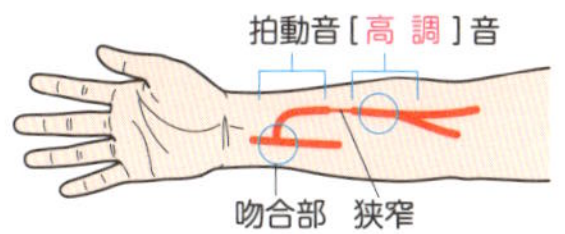
拍動音［高調］音
吻合部
狭窄

吻合部、吻合部から4～5cm間隔で中枢側に向かって3カ所くらいで聴く。

- 聴診器でシャント音（ザーザー、ゴーゴー）を聴取します。音の変化に注意し、［高調］音（ヒュンヒュン）や拍動音（ドンドン）という音が聴こえる場合、いつもより音が［弱く］なっている場合は、シャントの［狭窄］が疑われます。

③触る（スリルの有無の確認、熱感の有無を確認）

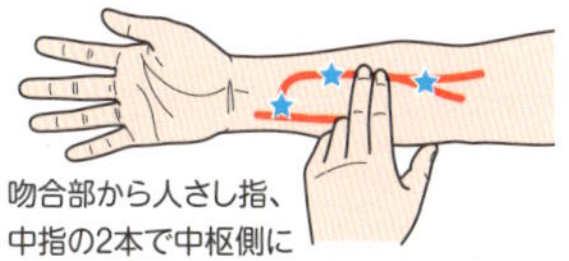

吻合部から人さし指、中指の2本で中枢側に向かって順次シャントを触っていく。

- スリルとは、いわゆる「振動」のことです。動脈と静脈の吻合部に皮膚上から触れると振動が伝わってきます。振動がない場合には、シャントの［閉塞］が考えられます。

観察のポイント（合併症の前触れとなる症状）

これらの観察のほかに、「最近シャント肢《し》が［痛い］」「手先が冷たくなった」「手の［しびれ］」など、合併症の前触《まえぶ》れとなる訴えがないか注意しましょう。

シャントに異常がある場合は、早めに先輩スタッフや担当医に相談しよう。

② 透析操作開始の基本操作…5

習得のコツ 穿刺の上手な先輩看護師の技術をよく観察して、学んでいこう。

[ ]に合う語を選んで書き込んでみよう！
狭い 太い 広い 皮膚 清潔 走行

6 シャント肢の洗浄と消毒 【動画3：シャント肢の消毒・穿刺・回路の固定】

① シャント肢には［皮膚］の汚れや有機物が付着しているので、穿刺直前に患者さん自身がシャント肢全体を石けんで洗い、流水で十分に洗い流します。

② 消毒用の1％クロルヘキシジン消毒綿を使用し、穿刺箇所を広範囲に消毒します。

看護のポイント

- 消毒用エタノールを含有している消毒剤は速乾性があります。アルコールアレルギーがある場合は使用できないため、非含有のものを使用しましょう。
- 穿刺部を［清潔］に保ったまま、消毒するときは穿刺部全てのあいだは穿刺部位に触れないように患者さんに指導します。

動画3
7 穿刺部位の選択 【動画4：逆穿刺（頭側からの穿刺）】

穿刺に適しているのは、血管の走行が直線的で［太い］部位です。
視診、触診での血管の［走行］、深さ、太さを確認します。

看護のポイント（穿刺のコツ）

- 「前回の穿刺部位付近から穿刺すればよい」と安易に考えるのは避け、バスキュラーアクセス全体を観察し、より穿刺に適した部位を選択しましょう。
- ［狭い］範囲に反復して穿刺をすると、血管が動脈瘤様に拡張し瘤化（コブができる）や狭窄などの問題が生じやすいため、［広い］範囲で穿刺ができるとよいでしょう。

動画4

実践編Ⓐ 透析操作時の基本操作を理解する

② 透析操作開始の基本操作…6

習得のコツ シャントの変化に注意し、患者さんの話をよく聞こう。

[ ]に合う語を選んで書き込んでみよう！（使わない語もあります）
① ② ③ 15 25 45 浅い 深い

8 穿刺針の角度
● 図の中で最も適した穿刺角度はどれか？

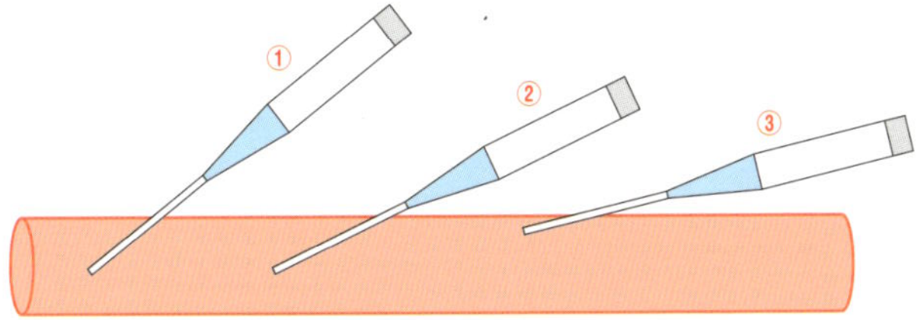

基本の穿刺針の角度は、自己血管では［②］の［25］度、人工血管では［①］の［45］度です。血管の深さによって［浅い］血管には角度を小さくし、［深い］血管にはもう少し角度をつけるのがコツです。

看護のポイント（ボタンホール穿刺法）[4]

- 穿刺範囲が狭く穿刺部位が限定される場合や、穿刺の痛みが強い場合に痛みを和らげる目的でボタンホール穿刺法を行うことがあります。
- 鋭利な針を何度か同じ部位に刺すことによって、皮膚表面から血管までの針の挿入ルートを作製し、透析時には毎回、同じ部位に先端の尖っていない針を挿入します。

患者さんにとって穿刺は、苦痛や不安を伴います。穿刺ミスなどのトラブルが発生したときや自信がないときは、無理をせず先輩看護師と交代しましょう。

②透析操作開始時の基本操作…7

習得のコツ 針が抜けないように固定する手技では、固定時に患者さんをよく観察しよう。

[　　] に合う語を選んで書き込んでみよう！
α式　Ω式　広く　安全　確実　抜針　隙間

9 穿刺針《せんししん》の固定

- 穿刺針は [確 実] な固定が必要です。
- 皮膚に引っ張りや、ねじれがあると穿刺部の痛みに繋がります。テープの方向や接着面に注意しましょう。
- [安 全] に透析ができるように余剰回路は余裕をもって固定し、[抜 針《ばっしん》] を予防しましょう。

①[Ω 式《オメガしき》] 固定

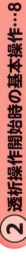

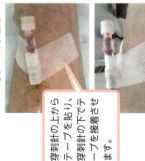

穿刺針の上からテープを貼り、穿刺針の下でテープを接着させます。

②[α 式《アルファしき》] 固定

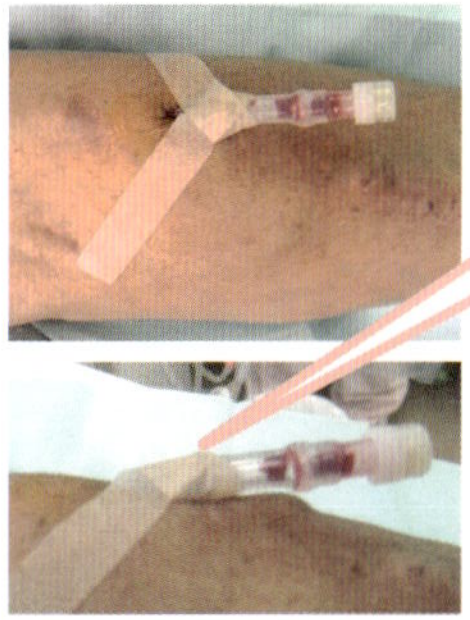

穿刺針に細い固定用テープをα型に巻きつけます。

どのような固定方法でも、透析中の観察が不十分では意味がありません。

看護のポイント

- テープの接着面を [広 く] し、凹凸《おうとつ》や [隙 間《すきま》] ができないように固定します。
- 接着面に軟膏《なんこう》やクリームを塗っていると、テープの接着力が弱くなります。また、一度剝がすと接着力が弱くなるので、再使用しないようにしましょう。

②透析操作開始時の基本操作…8

習得のコツ 施設により手技が異なることがあるので、接続方法の順序を確認しよう！

[　　] に合う語を選んで書き込んでみよう！（2度使う語があります）
手技　指さし　動脈側　自動運転　透析条件

10 血液回路の接続と開始操作 【動画5：脱血（体内から血液を取り出す操作）】

動画5

①[動 脈 側] 穿刺針《せんししん》と [動 脈 側] 血液回路アクセス部を接続します。
② 接続後の脱血から運転開始までは [自 動 運 転] です。
③運転後は [透 析 条 件]（除水量、透析時間、血流量など）の設定が設定どおりであることを確認しましょう。
④血液回路や穿刺部に異常がないこと、血液に漏れがないことを再度確認しましょう。

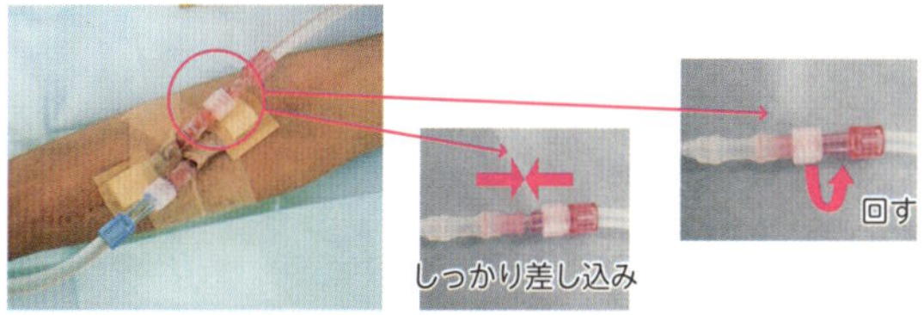

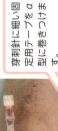

動脈側と静脈側の接続方法を間違えないように注意し、接続後に再確認しましょう。

看護のポイント

- 装置の操作ミスや設定ミスを防ぐためには、声出しや [指 さ し] 確認が大切です。
- 開始操作は施設によって [手 技] が異なります。自施設の順序を確認して行いましょう。

② 透析操作開始時の基本操作…9

習得のコツ 抗凝固薬の種類や使用量は患者さんによって異なります。使用量に注意しよう！

［　　］に合う語を選んで書き込んでみよう！（2度使う語があります）
異物　凝固　ヘパリン　抗凝固能　出血傾向　出血性病変

11 抗凝《こうぎょう》固《こ》薬《やく》

血液は血液回路やダイアライザなどの物質に接触すると［ 異《い》物《ぶつ》 ］と判断し、［ 凝《ぎょう》固《こ》 ］する性質があります。体外《たいがい》循環《じゅんかん》治《ち》療《りょう》においては、血液凝固を防ぐ抗凝固薬の使用が不可欠です。血液透析では以下の抗凝固薬が認可されています。

①ヘパリンナトリウム（主となる抗凝固薬）

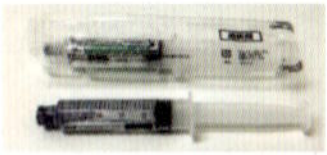

患者さんによって使用量が変わるので、注意しましょう。

②低分子ヘパリン

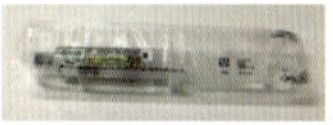

眼底出血や血尿など、軽度の［ 出 血 傾 向 ］のある患者さんに使用します。

③ナファモスタットメシル酸塩

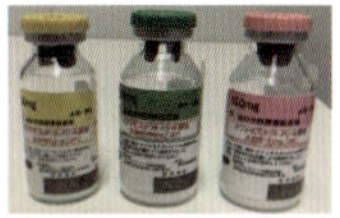

［ 出 血 性 病 変 ］のある患者さんや手術後に使用します。5%ブドウ糖液20mLで溶解します。

④アルガトロバン

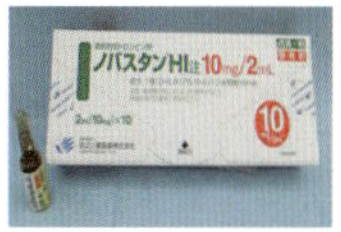

ヘパリン起因性血小板減少症（HIT）の患者さんに使用します。

12 抗凝固薬の使用例

- ワンショット（初回投与）：透析開始時に抗凝固薬を一定量注入し、全身［ ヘ パ リ ン ］化を行います。早送りスイッチやシリンジポンプのスライダーを押して注入を行います。
- 持続注入：［ 抗 凝 固 能 ］を維持するため、装置内シリンジポンプ注入速度を設定し、治療中は持続的に注入します。

観察のポイント（出血の確認）

- 透析開始前の問診で、転倒、切り傷、抜歯《ばっし》、眼底《がんてい》出血《しゅっけつ》など［ 出 血 傾 向 ］になっていないかを見つけることが大切です。

超入門編 入門編 基礎編 実践編A 資料編
実践編A 透析に必要な基本操作を理解する

③ 透析操作終了時の基本操作…1

習得のコツ 返血・抜針・止血など血液汚染に注意しながら、操作しよう。

［　　］に合う語を選んで書き込んでみよう！
除水　静脈側　接触面　エア返血　薬剤投与　圧迫止血

1 必要物品の準備

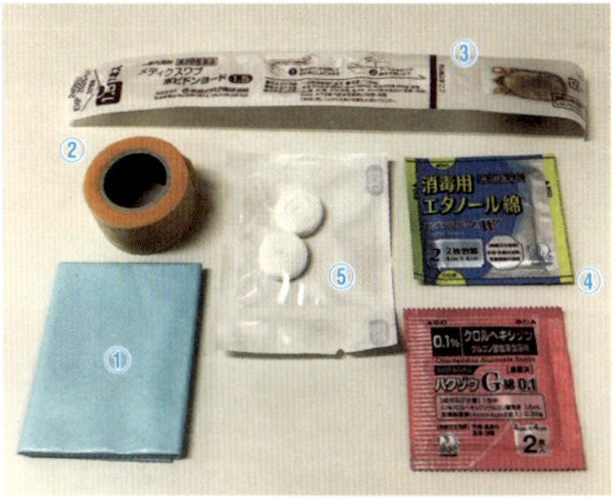

①防水シーツ
②固定テープ
③消毒用イソジン® 綿棒
④消毒用エタノール綿
消毒用0.1%クロルヘキシジングルコン酸塩綿
⑤圧迫綿《あっぱくめん》：［ 圧 迫 止 血 ］処置に使用します。

圧迫綿は［ 接 触 面 ］に触れないよう注意しましょう。

2 返血操作　【動画6：返血（血液を体内に返す操作)】

①［ 除《じょ》水《すい》 ］および治療時間が予定通り完了していることを確認します。
②指示書（カルテ）より［ 薬 剤 投 与 ］の有無を確認し、必要な薬剤を［ 静 脈 側 ］のニードルレスアクセスポートまたはエアトラップチャンバ上部の液面《えきめん》調整《ちょうせい》ラインより投与します。
③設定された「治療時間」「除水量」が完了したら、返血操作は自動運転です。

動画6

看護のポイント

- 血液回路内に空気を送り込む［ エ ア 返 血 ］は禁止です。

③ 透析操作終了時の基本操作…2

習得のコツ ゆっくり、丁寧に行おう。

[　　] に合う語を選んで書き込んでみよう！
血管　止血　消毒　圧力　スリル　動脈側　ゆっくり　用手止血　止血ベルト

3 抜針《ばっしん》、止血

①穿刺部《せんしぶ》の [消毒] を行い、固定テープを [ゆっくり] 剥がす。

②静脈側穿刺針の抜針から行うと、止血により [圧力] がかかり、動脈側穿刺部から出血しやすく [止血] 困難となることがあるため、[動脈側] 穿刺針から抜針する。

③シャント音や [スリル] を感じられる程度に圧迫し、止血する。

④固定テープをかけ、[用《よう》手《しゅ》止《し》血《けつ》] または [止血ベルト] を使用し、止血する。

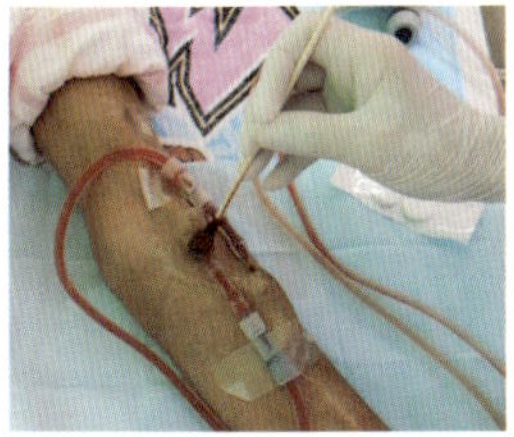

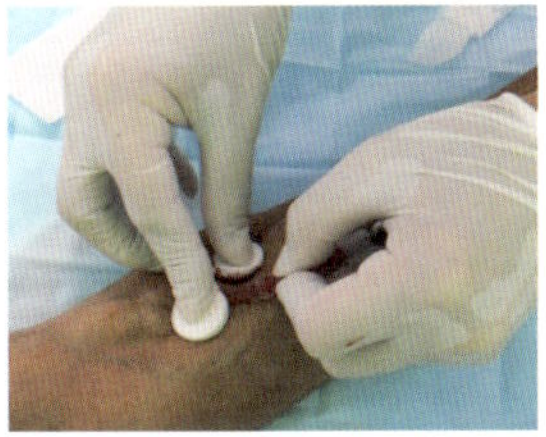

看護のポイント

皮膚の穿刺孔《せんしこう》1点だけではなく、0.5~1.5cm先の [血管] の刺入部《しにゅうぶ》とともに指2本で押さえましょう。

実践編Ⓐ　透析に必要な基本操作を理解する

③ 透析操作終了時の基本操作…3

習得のコツ 血液やたくさんの針を扱うので、ゆっくり丁寧に行おう。

[　　] に合う語を選んで書き込んでみよう！
手指　飛散　清拭　閉鎖回路　感染性廃棄物

4 片付け

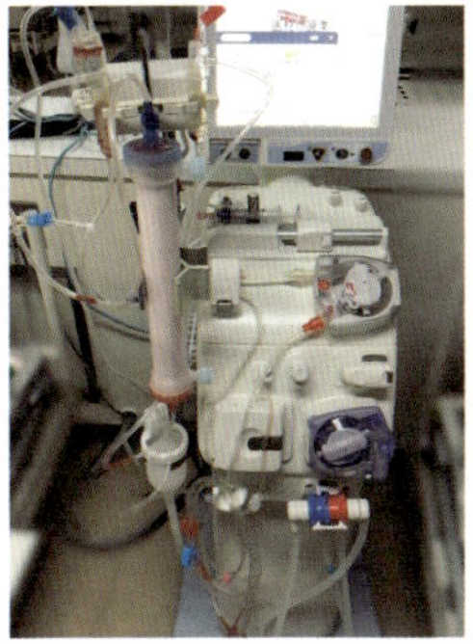

ダイアライザと血液回路を外す

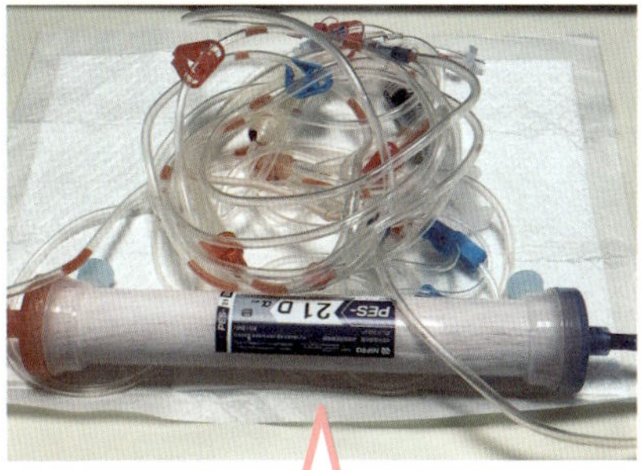

ダイアライザと血液回路は分離して処理する

①ダイアライザや血液回路内の残存物《ざんぞんぶつ》が回路外に流出、[飛《ひ》散《さん》] しないよう血液回路が [閉《へい》鎖《さ》回《かい》路《ろ》] になるようにします。

②回路内の残液を排液します。

③透析液ラインカプラは、液の流出部に [手《しゅ》指《し》] が触れないように注意し外します。

④ダイアライザや血液回路を機器から取り外し [感染性廃棄物] として処理します。

⑤使用した装置・その他使用した周辺機器、ベッド周りの [清拭] を行います

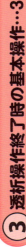

実践編A 透析に必要な基本操作を理解する

③透析操作終了時の基本操作…4

習得のコツ 透析終了後は、患者さんの変化に注意して観察しよう。

［　］に合う語を選んで書き込んでみよう！（2度使う語があります）
条件　塩分　離床　転倒　材料　止血　自覚症状　除水誤差　体重測定　目標体重　終了時体重

5 透析後の観察

①全身状態の確認

①バスキュラーアクセス(VA)の状態
- シャント音の確認
- スリルの確認
- 血流の確認

②［離床］の状態
- 起立性低血圧
- めまい、立ちくらみ

③［自覚症状］
- 気分不快
- 倦怠感

④穿刺部、［止血］の状態
- 穿刺部の状態確認
- 出血の有無
- ガーゼ汚染の確認

②透析条件の確認

⑤［終了時体重］
- 目標体重の確認
- 着衣や荷物の確認

⑥［除水誤差］の有無
- 設定除水量と実績除水量に誤差がないかの確認

⑦［材料］の状態
- ダイアライザ、回路の残血確認

6 透析後の体重測定

透析前と同じ［条件］で測定し、測定結果と［目標体重］を比較して、正確に除水できたか確認します。機器測定の除水量と［体重測定］による除水量に差がある場合は、その原因を明らかにします。

看護・観察のポイント
- 透析直後は起立性低血圧《きりつせいていけつあつ》や下肢脱力《かしだつりょく》などでふらつき、［転倒］することが多くみられるため、十分な注意が必要です。
- 体重測定は、［自覚症状］がないことを確認してから行います。
- 除水量が不十分であった場合：水分と［塩分］の摂取を制限し、次回までの体重増加を抑えるように指導します。

実践編A 透析に必要な基本操作を理解する

④感染対策

習得のコツ 感染対策は、手洗いや標準予防策を１つひとつ丁寧に行うことが重要です。

［　］に合う語を選んで書き込んでみよう！
自分　処置　感染　血液　易感染　感染対策　標準予防策

1 透析室で重要となる感染対策

- 透析室は多くの患者さんが集団で長時間過ごす環境です。透析患者は免疫力が低下しているため、［易《い》感《かん》染《せん》］状態といえます。治療では多くの患者さんに針を使用し、多くの［血液］を扱うため、［感染］の危険にさらされる機会が多くなります。
- 医療従事者は感染予防を目的に、［標準《ひょうじゅん》予《よ》防《ぼう》策《さく》］を原則とした［感染対策］を行う必要性があります。基本的な感染対策の１つに手洗いがあります。流水と石けんによる手洗いと擦式手指《さっしきしゅし》消毒《しょうどく》を使い分け、「一処置一手洗い」を徹底《てってい》することが大切です。

手洗いのポイント（一処置一手洗い）

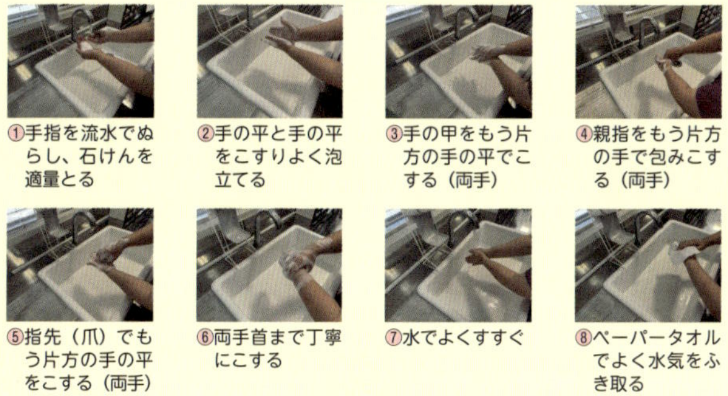
①手指を流水でぬらし、石けんを適量とる
②手の平と手の平をこすりよく泡立てる
③手の甲をもう片方の手の平でこする（両手）
④親指をもう片方の手で包みこする（両手）
⑤指先（爪）でもう片方の手の平をこする（両手）
⑥両手首まで丁寧にこする
⑦水でよくすすぐ
⑧ペーパータオルでよく水気をふき取る

●防護具の着用例

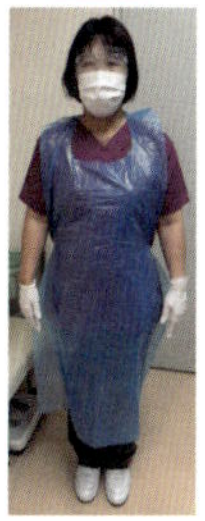

2 防護具の使用

血液を多く扱う透析室では、常に［自分］と患者さんを感染から守らなくてはなりません。サージカルマスク、ゴーグルあるいはフェイスシールド、未使用のディスポーザブル手袋、ディスポーザブルの非透水性ガウンまたはプラスチックエプロンを正しく装着します。使用した防護具は、患者さんあるいは［処置］ごとに、廃棄して新しく装着します。

① 血圧低下

習得のコツ ささいな変化に目を向け、患者さんをよく観察しよう。

あてはまるほうを○で囲んでみよう！

1 血圧低下の原因と症状

除水で［血管内液《けっかんないえき》・血管外液《けっかんがいえき》］が減少し、それに遅れて間質液《かんしつえき》が血管内へ移動する(plasma refilling《プラズマ リフィリング》)ことで循環血漿量《じゅんかんけっしょうりょう》は維持されます。移動時間が除水速度より［速い・遅い］と、血管内［脱水《だっすい》・溢水《いっすい》］になり血圧が下がります。心筋梗塞《しんきんこうそく》や弁膜症《べんまくしょう》など、心拍出量に問題がある場合や、低栄養、貧血、ドライウエイトが適正でない場合にも起こります。［あくび・くしゃみ］、便意、腹痛、冷や汗、吐き気、意識低下、顔色不良、［過呼吸《かこきゅう》・チアノーゼ］などの症状が起こります。

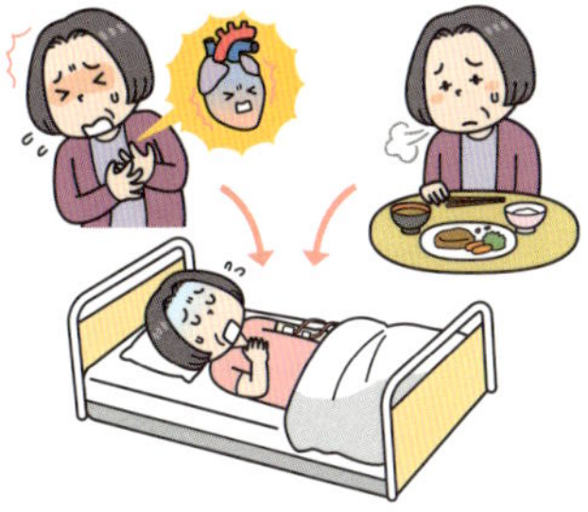

2 血圧低下時の対応

- 除水を［止める・進める］
- ［下肢・頭部］を挙上《きょじょう》する。
- 意識レベルを確認する。
- 医師の指示のもとで緊急補液《きんきゅうほえき》を行う。
- 長期的対応としては、ダイアライザを積層型《せきそうがた》に変更するなど透析条件を見直す。

看護のポイント

意識レベルが低下し、激しい胸痛や大量の吐血《とけつ》など重篤感《じゅうとくかん》が強い場合は、すぐ近くの看護師をよび緊急処置《きんきゅうしょち》を開始します。

3 血圧低下の予防方法

患者さんの年齢などにもよりますが、透析間の体重増加がドライウエイトの中2日［5・10］%、中1日［3・5］%以内に収まるよう、塩分制限の指導を行います。それでも血圧が低下する場合にはドライウエイトが適正か評価します。食事を摂取すると腸管《ちょうかん》に血液がとられるため、［透析中の食事・外食］を控えることも有効です。

② 高血圧

習得のコツ ドライウエイトの適切な設定と「なぜ塩分制限が必要なのか」を調べてみよう。

あてはまるほうを○で囲んでみよう！

1 高血圧の原因

透析患者では、ナトリウム・水分の排泄障害《はいせつしょうがい》があるため循環血液量《じゅんかんけつえきりょう》が［増加・減少］しやすい状況にあります。食べ過ぎ、飲み過ぎ、塩分過多などによる循環血漿量《じゅんかんけっしょうりょう》の［増加・減少］が静脈還流量《じょうみゃくかんりゅうりょう》を増やす結果、心拍出量が［増加・減少］し、血圧が上昇します。

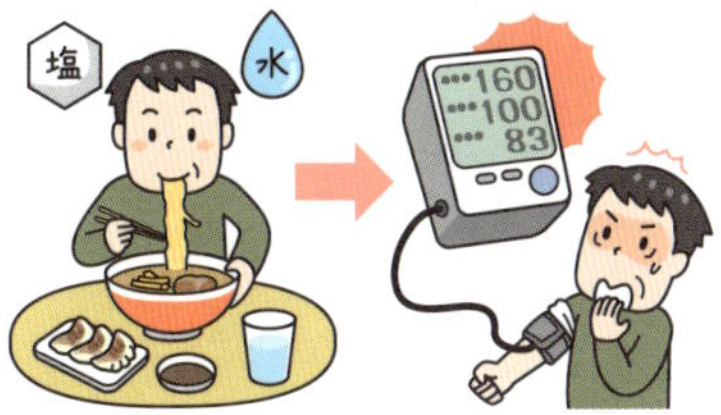

その他には以下のような原因があります。

- 動脈硬化による血管抵抗性《けっかんていこうせい》の［増強・減弱］
- レニン-アンジオテンシン系の［亢進・抑制］
- 交感神経系、エンドセリンなどの昇圧《しょうあつ》ホルモンの［増加・減少］
- 睡眠時無呼吸症候群《すいみんじむこきゅうしょうこうぐん》

2 高血圧時の対応

- ドライウエイトの見直し
- 1日の塩分摂取の制限［6・8・10］g
- 禁煙
- 降圧薬の検討

薬物治療のポイント

上記の対応を行っても高血圧が解消されない場合は、レニン-アンジオテンシン系阻害薬《けいそがいやく》、カルシウム拮抗薬《きっこうやく》、α《アルファ》遮断薬《しゃだんやく》、β《ベータ》遮断薬《しゃだんやく》などの降圧薬を投与します。中でも、心臓や脳などの臓器保護効果があるレニン-アンジオテンシン系阻害薬が推奨されています。

高血圧は、動脈硬化、心臓病、脳卒中、視力障害（眼底出血）などの原因にもなります。症状がないことも多いですが、血圧コントロールは大切です。

③ 不均衡症候群

習得のコツ 透析による急速な老廃物の除去で、溶質濃度に異常が起こって発症することを理解しよう。

あてはまるほうを○で囲んでみよう！

1 不均衡《ふきんこう》症《しょう》候群《こうぐん》の原因と症状

透析によって急速に血中の老廃物が除去されることにより、血漿と組織中（体液コンパートメント）との溶質濃度《ようしつのうど》にアンバランスが生じるため発症します。[透析導入期・長期透析]や、血中尿素窒素《けっちゅうにょうそちっそ》の[上昇・下降]が著しい急性腎不全例によくみられます。

次のような症状が起こります。

- **中枢神経症状《ちゅうすうしんけいしょうじょう》**：頭痛、悪心《おしん》、嘔吐《おうと》、視力障害、不安感、焦燥感《しょうそうかん》、けいれんなど
- **全身症状**：全身倦怠感《ぜんしんけんたいかん》、血圧の上昇や下降、筋けいれん、不整脈など

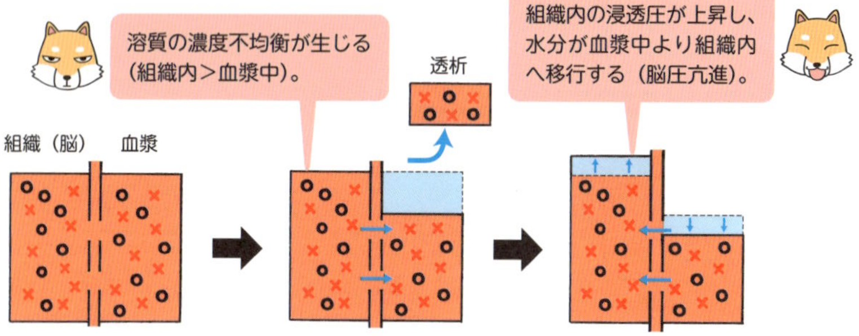
溶質の濃度不均衡が生じる
（組織内＞血漿中）。
透析
組織内の浸透圧が上昇し、
水分が血漿中より組織内
へ移行する（脳圧亢進）。
組織（脳）
血漿

不均衡症候群のメカニズム [1] より

2 不均衡症候群時の対応

軽症の場合、血液流量を落とすなどして透析効率を[上げて・下げて]様子をみます。症状が持続するなら、[頻回《ひんかい》で短時間・長時間]の透析スケジュールに変更します。食塩水、ブドウ糖液、グリセオール、マンニトールなどの浸透圧物質《しんとうあつぶっしつ》を投与することも有効です。高窒素血症《こうちっそけっしょう》が著しくなる前に透析を導入します。膜面積《まくめんせき》の[大きな・小さな]ダイアライザで、[高血流・低血流]、[短時間・長時間]、透析を行います。

④ 筋けいれん

習得のコツ 局所の血流不良、L- カルニチン欠乏などが関与していると考えられています。

あてはまるほうを○で囲んでみよう！

1 筋けいれんの原因

- 筋肉の血液循環不全
- 急速な除水《じょすい》や過大な除水
- [高過ぎる・低過ぎる]ドライウエイト
- 血清カルシウム濃度やL《エル》- カルニチンの低下
- [上肢・下肢]の閉塞性動脈疾患

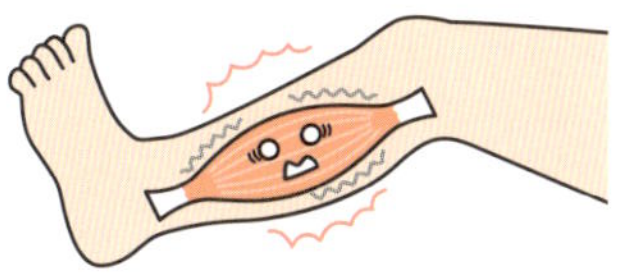

「足がつる」という「こむら返り」も筋けいれんの一種です。

2 筋けいれん時の対応

- 除水を一時停止したり、除水速度を下げたりする。
- [温罨法《おんあんぽう》・冷罨法《れいあんぽう》]を行う。
- ふくらはぎの筋けいれんでは足先を伸展《しんてん》させ、硬結《こうけつ》した筋肉をマッサージしてほぐす。
- 緊急補液を行う。
- L- カルニチンを補給する。
- 芍薬甘草湯《しゃくやくかんぞうとう》を内服する。

3 筋けいれんの予防方法

- 体重増加を抑えるため、日頃から[水分制限・塩分制限]を指導する。
- 1 回の除水量をドライウエイトの[7・10]%以上としない（できれば[3・5]%以下が望ましい）。体重増加が多いときには透析時間の延長を試みる。
- ドライウエイトの設定が[低すぎる・高すぎる]可能性について検討する。
- 血液濾過《けつえきろか》や血液濾過透析を試みる。

① 透析患者によく使われる薬剤…1

習得のコツ 薬の名前と一緒に、作用や副作用、剤形（錠剤・粉など）、服用タイミングを覚えよう。

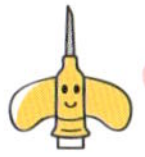

[　　] に合う語を選んで書き込んでみよう！
3.5　4.0　5.5　6.0　尿量　便秘　下痢　血圧　高く　経口液　ゼリー　鉄過剰　心停止　吐き気　動脈硬化　食直後　食直前　ドライシロップ　高カルシウム

1 リンを低下させる薬（リン吸着《きゅうちゃく》薬、リン吸収阻害薬）

- リンは食物に含まれ尿として排泄されるため、[尿 量] が少ない透析患者は排泄が困難です。カルシウムと結合して血管内に付着すると [動 脈 硬 化] の原因になるため、リンの検査値（基準値：[3 . 5] ～ [6 . 0] mg/dL）だけでなく、カルシウムにも注意が必要です。
- **リン吸着薬**：摂取されたリンを腸内で吸着して排泄を促し、血中リン濃度を低下させる。
- **リン吸収阻害薬**：摂取されたリンの腸管での吸収を抑制し、血中のリン濃度を低下させる。

分類		一般名	主な商品名	飲む時期	剤形	主な副作用・注意
吸着薬	金属塩型	沈降炭酸《ちんこうたんさん》カルシウム	カルタン®	[食 直 後]	錠、OD 錠、細粒	[高 カ ル シ ウ ム]、便秘
		炭酸ランタン水和物	ホスレノール®		OD 錠、チュアブル錠、顆粒	便秘、腹部膨満感《ふくぶぼうまんかん》、[吐 き 気]
		クエン酸第二鉄水和物	リオナ®		錠	[鉄 過 剰]、下痢、便が黒くなる
		スクロオキシ水酸化鉄	ピートル®	[食 直 前]	チュアブル錠、顆粒	下痢、便が黒くなる
	ポリマー型	ビキサロマー	キックリン®		カプセル	腹部不快感
		セベラマー塩酸塩	フォスブロック®、レナジェル®		錠	[便 秘]、腹部膨満感
吸収阻害薬		テナパノル塩酸塩	フォゼベル®		錠	[下 痢] による脱水が多い

2 カリウムを低下させる薬（高カリウム血症治療薬）

- [血 圧] を正常に保つ、身体の水分を調節、心臓や筋肉の収縮に関係します。カリウムが [高 く] なると、筋力の低下、悪心《おしん》・嘔吐、動悸などの症状が出ます（透析前の管理目標値：[4 . 0] ～ [5 . 5] mEq/L）。失神や、最悪の場合は [心 停 止] を引き起こします。

分類	一般名	主な商品名	剤形
ポリマー製剤	ポリスチレンスルホン酸ナトリウム	ケイキサレート®	散、[ド ラ イ シ ロ ッ プ]
	ポリスチレンスルホン酸カルシウム	カリメート®	散、ドライシロップ、[経 口 液]
		アーガメイト®	[ゼ リ ー]、顆粒
非ポリマー製剤	ジルコニウムシクロケイ酸ナトリウム	ロケルマ®	懸濁用散

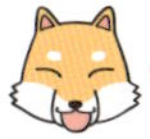

ポリマー製剤は味がなく水などに溶けず飲みにくいため、散剤《さんざい》以外の剤型が複数あります。

① 透析患者によく使われる薬剤…2

習得のコツ 貧血の薬を理解するには、造血における腎臓の役割などもいっしょに理解しよう。

[　　] に合う語を選んで書き込んでみよう！（何度も使う語があります）
1　3　10　12　赤血球　分解酵素　エリスロポエチン　低酸素誘導因子　赤血球造血刺激因子製剤

3 貧血を改善する薬

- 腎臓の働きには、骨髄で赤血球の産生を促す造血《ぞうけつ》ホルモンである [エ リ ス ロ ポ エ チ ン]（EPO《エポ》）を作る役割があります。腎機能が低下して十分に造血ホルモンが作られなくなると、貧血（腎性貧血《じんせいひんけつ》）が引き起こされます （p.19「エリスロポエチンの分泌と腎性貧血」参照）。
- 貧血改善の治療には薬物治療と輸血がありますが、輸血は多くのリスクを伴うため、通常は薬を投与します。
- 治療の目標値は、ヘモグロビン [1 0] ～ [1 2] g /dL です。

① ESA 製剤（すべて注射製剤）

- 赤血球を作る働きを助ける薬を [赤《せっ》 血《けっ》 球《きゅう》 造《ぞう》 血《けつ》 刺《し》 激《げき》 因《いん》 子《し》 製《せい》 剤《ざい》]（ESA《イーエスエー》 製剤）と総称します。体内で [エ リ ス ロ ポ エ チ ン] と同様に働き、[赤 血 球] をつくります。

一般名	主な商品名	半減期（静：静脈内投与、皮：皮下投与）	投与間隔
エポエチンアルファ	エポジン®	静：約 8 時間、皮：20～24 時間	週に [1] ～ [3] 回
エポエチンベータ	エスポー®	静：4～8 時間、皮：20～24 時間	
エポエチンカッパ	エポエチンアルファBS	静：約 6 時間、皮：24～30 時間	
ダルベポエチンアルファ	ネスプ®	静：24～72 時間、皮：48～144 時間	週 [1] 回もしくは 2 週に [1] 回
エポエチンベータペゴル	ミルセラ®	静：175～200 時間、皮：171～208 時間	4 週に [1] 回

② HIF-PH 阻害薬（すべて内服薬）

- 赤血球を増やす酵素 [低《てい》 酸《さん》 素《そ》 誘《ゆう》 導《どう》 因《いん》 子《し》]（HIF《エイチアイエフ》）を分解するプロリン水酸化酵素《すいさんかこうそ》（PH《ピーエイチ》）の働きを抑えます。赤血球を増やす酵素は常に必要ではないため、体内では [分 解 酵 素] によってその働きが止められます。HIF-PH 阻害薬はこの分解を防ぐことで、常に [赤 血 球] を増やすことができ、貧血の改善に役立ちます。
- **毎日（1 日 1 回）投与**：ダプロデュスタット（ダーブロック®）、バダデュスタット（バフセオ®）、エナロデュスタット（エナロイ®）など。
- **週 3 回（1 日 1 回）投与**：ロキサデュスタット（エベレンゾ®）のみ。

①透析患者によく使われる薬剤…3

習得のコツ 副甲状腺機能改善のための薬物療法と、降圧薬の種類ごとの作用を理解しよう。

[　　] に合う語を選んで書き込んでみよう！（2度使う語があります）
α　β　上昇　過剰　降圧薬　リン吸着薬　ビタミンD製剤　カルシウム拮抗薬　副甲状腺ホルモン　カルシウム受容体作動薬

4 副甲状腺機能を改善する薬

- 副甲状腺《ふくこうじょうせん》から分泌される［副甲状腺ホルモン（PTH《ピーティエイチ》）］は、血中のリン（P）やカルシウム（Ca）の量、骨のCaの量を調整します。透析患者は血中のPやCaの濃度が［上昇］しやすく、この際にPTHの分泌も［過剰］になります。過剰なPTHは、骨からPやCaを溶かし出すため、血中のPやCaの濃度をさらに上昇させ、骨がもろくなります。機能の改善にはPとCaを適切にコントロールし、PTHの分泌を抑えることが必要です。
- コントロールには、Pでは［リン吸着薬］、CaではCa値を高める働きがある［ビタミンD製剤］が、PTHでは［カルシウム受《じゅ》容《よう》体《たい》作《さ》動《どう》薬《やく》］が用いられます。薬物療法により効果的にコントロールすることができます。

●P・Ca・PTHをコントロールする薬

コントロールする薬	P	Ca	PTH
［リン吸着薬］	低下⬇		
［ビタミンD製剤］	上昇⬆	上昇⬆	低下⬇
［カルシウム受容体作動薬］	低下⬇	低下⬇	低下⬇

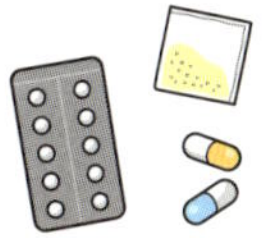

カルシウム受容体作動薬のポイント

- カルシウム受容体作動薬によって副甲状腺の摘出術が減少し、薬物療法が主流となりました。
- **注射薬**：週3回、透析中の投与が一般的です。エテルカルセチド塩酸塩（パーサビブ®）やウパシカルセトナトリウム水和物（ウパシタ®）があります。
- **内服薬**：シナカルセト塩酸塩（レグパラ®）やエボカルセト（オルケディア®）があります。

5 血圧を下げる薬

- ［降圧薬］は、主に4つの種類があり、それぞれ異なる作用で血圧を下げます。

①［カルシウム拮抗薬］：血管の筋肉に対するCaの働きを抑え血管の収縮を防ぐ。
②ACE《エーシーイー》阻害《そがいやく》薬・アンジオテンシンⅡ受容体拮抗薬（ARB）：交感神経の活性を抑え、血管を拡張させることで血圧を下げる。
③［β］**遮断薬**：交感神経の働きを抑制して、心拍出量を減らすことで、血圧を下げる。
④［α］**遮断薬**：血管の収縮を抑えて、血圧を下げる。

定期的に、飲み忘れや飲み間違えがないかなどの服薬状況を確認することが大切です。

②透析患者で減量が必要な薬と必要でない薬

習得のコツ 治療で薬が「腎臓から排出されるか」「透析で除去されるか」についての理解が大切です。

[　　] に合う語を選んで書き込んでみよう！（2度使う語があります）
排出　分解　低い　水溶性　脂溶性　小さい　大きい　少ない　減らす

1 腎臓から排出される薬（抜けにくい薬：腎臓から尿として体外に排出される）

- 腎臓で代謝される割合が高い薬と、腎臓以外の臓器で代謝される割合が高い薬があります。
- ［水溶性］の薬：腎臓で代謝される（尿として［排出］）割合が高い薬です。抗ウイルス薬、抗菌薬、抗真菌薬、抗不整脈薬、H_2拮抗薬、抗がん剤、造影剤などがあります。
- ［脂溶性］の薬：肝臓など他の臓器で代謝（［分解］）される割合が高い薬です。

透析で除去されにくい薬のポイント

- **腎臓からの排出が多く、透析で除去されにくい薬**：体内に蓄積するリスクが高いため、服用量を大幅に［減らす］必要があります。
- **水様性の薬**：透析患者では、尿の量が極めて少ない、もしくは全く出ない人が多いことから、水様性の薬は体内に蓄積する可能性があるため、通常よりも［少ない］量で服用する必要があります。

2 透析で除去される薬（抜けやすい薬：透析で薬が除去され、体外に出ていく）

- **透析で除去されやすいか**：分子の大きさ、蛋白結合率《たんぱくけつごうりつ》、分布容積《ぶんぷようせき》などにより決まります。
- **分子量が小さい**：薬の粒子が［小さい］ほど、透析膜の穴を通過しやすく、体外に除去されやすくなります。通常のダイアライザでは1,000ダルトン以下の分子量が基準で、ハイパフォーマンスのものでは3,000ダルトン以下の分子量の物質が除去されやすいです。
- **たんぱく質と結合していない**：血液中に存在するたんぱく質は、数千ダルトンから数千万ダルトンと非常に［大きい］ため、薬がたんぱく質に結合していると透析膜を通過できず、除去されません。
- 血液中に多く存在する：体の中で薬は、血液、間質液、細胞内などに存在していて、透析で除去できるのは血液中にある場合だけです。薬が血液中に多く存在することを分布容積が［小さい］、あるいは組織移行性《そしきいこうせい》が［低い］といいます。

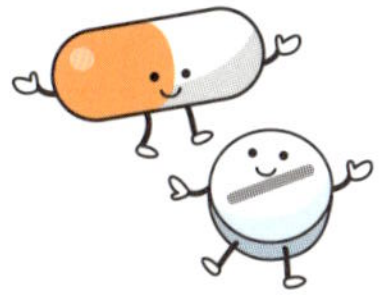

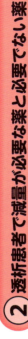

抜けやすい薬は、透析日と非透析日で投与のタイミングが異なることがあるので注意しよう。また、透析で除去されやすい薬は、透析前や透析中の投与を避けたり、透析後に不足分を補充したりする必要があります。

① 透析が効果的に行われているかを確認する検査

習得のコツ 基本の検査データは、透析と透析の間が一番空いた日の透析開始時の採血の値を用います。

［　］に合う語を選んで書き込んでみよう！
月　火　8～13　10～15　60～90　良い　高め　高く　多い　透析前　週初め　透析効率　尿毒素物質

1 基本の検査データ

●**採血日**：透析日が「月・水・金」では［月］曜日、「火・木・土」では［火］曜日になります。

理解のポイント
●体内の老廃物の蓄積が多いのは、透析をしない日が一番長く空いた日の［透析前］で、検査データが一番悪い状態になります。その状態を把握するには採血を［週初め］に行います。

2 クレアチニン（Cr）

●**透析患者の基準値**：男性では［10～15］mg/dL、女性では［8～13］mg/dLです。

理解のポイント
●筋肉から産生される物質で、筋肉の［多い］人ほど［高め］になります。

3 血中《けっちゅう》尿素窒素（BUN）

●**透析患者の基準値**：［60～90］mg/dL

尿素窒素は、たんぱく質がエネルギーとして体内で“燃やされた”あとに残るカスで、体内にたまる老廃物の代表格です。たんぱく質の摂り過ぎや［透析効率］が悪い（透析不足）ときやエネルギー不足時にも［高く］なります。

理解のポイント
●**透析効率**：1 回の透析でどれだけ［尿《にょう》毒《どく》素《そ》物《ぶっ》質《しつ》］の除去量がどれだけ下がったかのことで、透析前に比べ透析後の値が低いほど、透析効率が［良い］ことになります。

② 食生活が適切かを確認する血液検査

習得のコツ 採血結果で日頃の食生活がまるわかりです。基準値や検査の目的なども理解しよう！

［　］に合う語を選んで書き込んでみよう！
3.5　4.0　5.0　5.5　筋肉　水分　野菜　果物　むくみ　しびれ　不整脈　生命予後

1 アルブミン（Alb）

●**透析患者の管理目標値**：［3.5］～［5.0］g/dL です[1]。

●［生命予後］を予測する指標の一つで、肝臓でつくられます。

●半減期《はんげんき》は約 21 日のため、この数値は約 3 週間前の体の状態を反映しています。

●血液や［筋肉］に多く存在し、［水分］量を調整する働きがあります。値が低下すると、血管の外に水分が漏れ出し、全身の［むくみ］や腹水、胸水などの症状が現れます。

アルブミンによる栄養状態の評価のポイント
Alb の値は炎症、代謝亢進、肝機能障害、透析などの影響を受けるため、Alb だけで栄養状態を完全に評価することはできません。ドライウエイトの変化や、高齢者では GNRI[2] という指標を用いる必要があります。これらの指標を総合的に用いて判断したり、栄養アセスメントを行ったりする必要があります[3]。

2 カリウム（K）

●**透析前の管理目標値**：［4.0］～［5.5］mEq/ L です[2]。

●さまざまな食材に含まれており、特に［野菜］や［果物］に多く含まれています。

●腎機能が低下すると尿中に K がうまく排泄されず、血清 K 濃度が上昇します。濃度が上昇すると手足や唇の［しびれ］、脱力感、［不整脈］などの症状が現れ、最悪の場合、心停止を引き起こす危険があります。K 濃度は低すぎても症状を引き起こします。

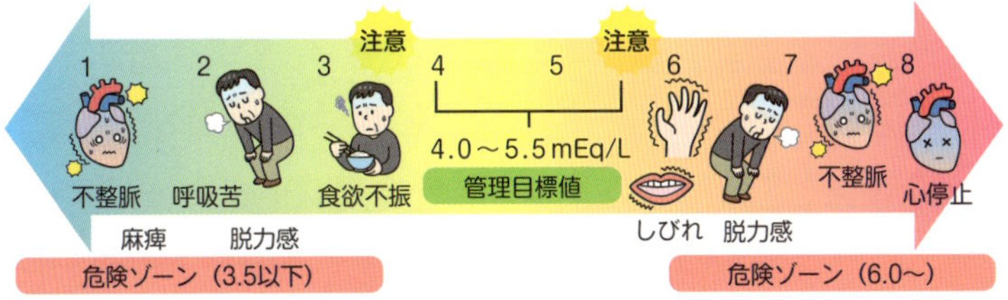

実践編Ⓓ 患者指導に必要な検査の見方とアクセス管理を理解する

③ 貧血状態を確認する検査

習得のコツ 透析にとって貧血項目は重要なポイントです。貧血の基準値を理解しよう。

［　　］に合う語を選んで書き込んでみよう！（2 度使う語があります）
10　11　12　13　血色素

1 ヘモグロビン（Hb）[5]

- 血液中の赤血球に含まれるヘモグロビン［血《けつ》色《しき》素《そ》］の量を示します。
- **成人の血液透析（HD）患者の維持すべき目標 Hb 値**：週初めの採血で［10］g／dL 以上［12］g／dL 未満とし、複数回の検査で Hb 値［10］g／dL 未満となった時点で腎性貧血治療を開始することを推奨しています。

●成人の血液透析（HD）患者の維持すべき目標 Hb 値

	60 歳未満	60 歳以上 70 歳未満	70 歳以上
男　性	13.5g／dL 未満	12.0g／dL 未満	11.0g／dL 未満
女　性	11.5g／dL 未満	10.5g／dL 未満	10.5g／dL 未満

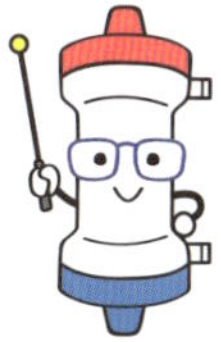

- **成人の腹膜透析（PD）患者の維持すべき目標 Hb 値**：［11］g／dL 以上［13］g／dL 未満とし、複数回の検査で Hb 値［11］g／dL 未満となった時点で腎性貧血治療を開始することを提案するとされています。

腎性貧血では、動悸、息切れ、立ちくらみ、血圧低下などの症状がみられます。貧血になる原因・病態、貧血を改善する薬についても調べてみよう（p.19 入門編「⑤血液をつくる働きを助ける」、p.49 実践編Ⓒ「①透析患者によく使われる薬剤…2」参照）。

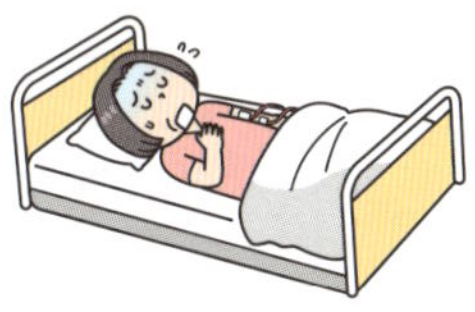

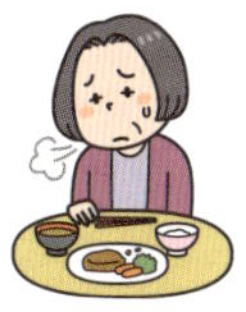

実践編Ⓓ 患者指導に必要な検査の見方とアクセス管理を理解する

④ 骨の代謝異常を確認する検査

習得のコツ 通常の骨粗鬆症とは若干異なります。症状に合った治療をすることが大切です。

［　　］に合う語を選んで書き込んでみよう！
3.5～6.0　8.4～10.0　60～240　上昇　便秘　しびれ　かゆみ　石灰化
破骨細胞　CKD-MBD　活性型ビタミンD_3

1 補正カルシウム（補正 Ca）

- **透析患者の基準値**：［8.4～10.0］mg/dL
- 増加すると［しびれ］、［便秘］、腸閉塞、ひどい場合は意識障害が起こります。
- 腎機能が低下するとカルシウムの吸収を助ける［活性型ビタミンD_3］が分泌されないため、低カルシウム血症となります。

観察のポイント

- **低アルブミン（Alb）血症（4.0g/dL 未満）がある場合**：実測のカルシウムの値より低めになるため、「補正 Ca 濃度＝実測 Ca 濃度＋（4 － Alb 濃度）」の計算式で補正し、これを指標とします。
- **「Alb ＞ 4」のとき**：補正の必要はありません。

2 リン（P）

- **透析患者の基準値**：［3.5～6.0］mg/dL
- 増加すると骨がもろくなり、関節や周囲の血管が硬くなり、［石灰化］を起こします。動脈硬化や［かゆみ］の原因にもなります。

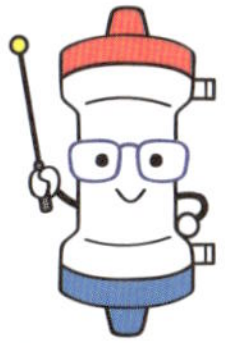

3 インタクト PTH

- **透析患者の基準値**：［60～240］pg/mL
- 骨は無機質な塊ではなく、骨折しても治癒するように活発に代謝を行っています。
- 透析患者に起こる骨障害を総称し［CKD-MBD］といいます。

副甲状腺ホルモン（PTH）のポイント（体内での作用）

- 副甲状腺は甲状腺の裏側に位置する米粒大の臓器で、一般に 4 つあり、上皮小体ともよばれ、副甲状腺ホルモン（PTH）を分泌しています。PTH は［破骨細胞］に作用し骨を溶かして（骨吸収）、血中にカルシウムを導き、血中カルシウム濃度を［上昇］させる作用があります。

5 フットケアに必要な検査

習得のコツ フットケア中での気づきを、下肢血流評価と併せてアセスメントしていこう！

[　　] に合う語を選んで書き込んでみよう！（何度も使う語があります）
0.6　0.9　爪　上昇　閉塞　灌流　機能的　石灰化　末梢動脈疾患

1 透析患者と末梢動脈疾患の関係

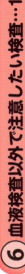

透析患者は、[末 梢 動 脈 疾 患] などを発症しやすく、足病変や [爪] のトラブルが起こりやすい状態です。日頃から、足を観察・ケアして、重篤な合併症予防に努めましょう。

2 足関節 / 上腕血圧比（ankle-brachial pressure index；ABI）

- ABI は、[機 能 的] 診断として血流を評価します。0.9～1.3 が正常値で、[0 . 9] 以下を血流障害と診断します。

0.6 未満は重症、0.3 以下は極めて重篤と診断されます。

- **糖尿病や透析患者の場合**：[石 灰 化] の影響が強いため、正常値より高値を示すこともあります。偽正常値として 1.3 以上の場合は、動脈壁の [石 灰 化] を疑います。
- **脈派伝播速度（pulse wave velocity；PWV）**：自動測定器で動脈硬化の指標となる PWV を同時に測定できます。血管壁の硬化が進むと PVW は [上 昇] します。
- **足趾上腕血圧比（toe brachial pressure index；TBI）**：下腿血管に比べ動脈壁の [石 灰 化] の影響を受けにくいため、糖尿病や透析患者などの評価に適しています。[0 . 6] 以下では血流障害を疑います。

看護のポイント（シャント側負担や圧迫を避ける）
シャント肢の血管を圧迫すると血液が滞り、シャントが [閉 塞] しやすくなるので、シャント肢にカフを巻かないよう注意しよう！

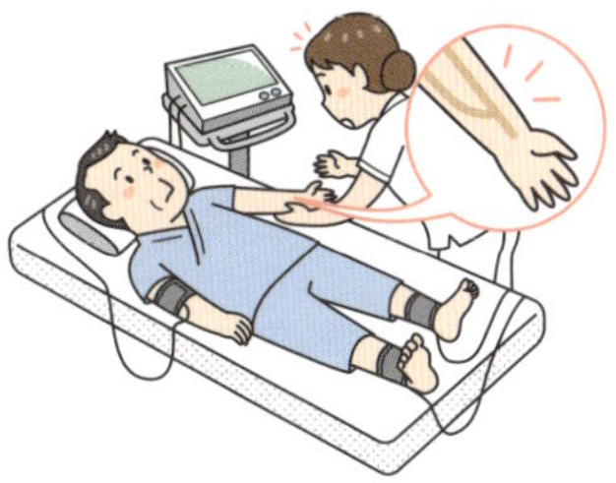

3 皮膚灌流圧（skin perfusion pressure；SPP）

- SPP は、レーザードプラと血圧カフを組み合わせることにより、皮膚表面の [灌 流] 血圧を測定します。血流が著しく低下している重症虚血肢でも SPP の速度感度が高いため、評価が可能です。潰瘍治癒評価にも用いられ、潰瘍治癒の基準値は SPP30mmHg 以上です。

下肢血流評価では、ABI、SPP での非侵襲的スクリーニング検査が第一選択とされることが多い、大切な検査です。覚えて早期発見・早期治療に役立てよう！

6 血液検査以外で注意したい検査…1

習得のコツ 採血項目以外の検査データについて知ろう！

[　　] に合う語を選んで書き込んでみよう！（2 度使う語があります）
18.4　43　働き　高い　低下　水分量

1 ヒト心房性《しんぼうせい》ナトリウム利尿《りにょう》ペプチド（hANP《ハンプ》）

- 定期的な測定は行いませんが、体内の [水 分 量] を敏感に表す値で、透析中の除水に伴い速やかに [低 下] するため、ドライウエイト（DW）の判断に有用です。
- 透析患者の基準値：[4 3] 以下 pg/mL[8]。透析患者における基準値は報告によりさまざまですが、DW 達成時（透析終了後）に 50～100pg/mL 以下です。

透析後採血値の注意値：100pg/mL 以上→ DW を下げる！
25pg/mL 以下→ DW を上げる！

2 脳性《のうせい》ナトリウム利尿ペプチド（BNP）

- 心臓に負担がかかると心臓（主に心室）から血液に分泌されるホルモンで、数値が [高 い] ほど心臓に負担がかかっているといえます。
- 透析中の除水によって [低 下] しますが変化は小さく、DW の判断よりも心疾患の進行度を調べるのに有用です。代謝が腎機能の影響を受けるため、透析患者では心不全が存在しない場合でも [高 い] 数値を示します。そのため適正な DW にあり、心不全症候を認めない時点で測定した値を基準とします。
- **透析患者の基準値**：[1 8 . 4] 以下 pg/mL[8]

3 心臓超音波検査（心エコー）

- 超音波装置を用いて、心臓の様子を画像に映し出して診断する検査です。
- **検査目的**：心臓の形の異常を発見する形態的診断、心臓の [働 き] をみる機能的診断を行います。

心エコーで注意すべきポイント（異常な場合に疑われる疾患）
- 心肥大《しんひだい》
- 拡張型心筋症《かくちょうがたしんきんしょう》
- 各種の弁膜症《べんまくしょう》
- 心拡大
- 心筋梗塞《しんきんこうそく》
- 先天性の心疾患
- 弁狭窄症《べんきょうさくしょう》など

hANP は DW が適切か評価する指標ですが、DW は臨床での症状、患者さんの状態など総合的に判断すべきであり、hANP だけを頼りにするのはよくありません。

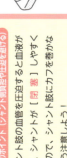

⑥ 血液検査以外で注意したい検査…2

習得のコツ 心胸比は非常に個人差が大きい検査なので、経時的変化の観察が必要です。

[　　] に合う語を選んで書き込んでみよう！（2 度使う語があります）
1　8　2〜4　3〜5　浮腫　胸郭　心臓　多く　大きく　水分量　高齢者
心臓疾患　たんぱく質量　前回透析後体重

4 InBody《インボディ》による生体電気インピーダンス法（BIA 法）

- InBody を用いて、微弱電流を体に流し、その電気抵抗の差で［水分量］や脂肪量を測定します。除水後の［浮《ふ》腫《しゅ》］率を確認することで DW が適正かを判断する指標です。筋肉量や［たんぱく質量］なども確認でき、栄養状態や QOL の指標にも活用できます。

5 心胸比《しんきょうひ》（CTR）

- 心胸比とは胸部 X 線写真上で［胸郭《きょうかく》］の幅に対する［心臓］の幅の割合のことです。
- 目標値：50%程度[10]。余分な水分が体にたまると、数値が［大きく］なるため、DW を決める指標の 1 つとして使用されています。

●心胸比の求め方

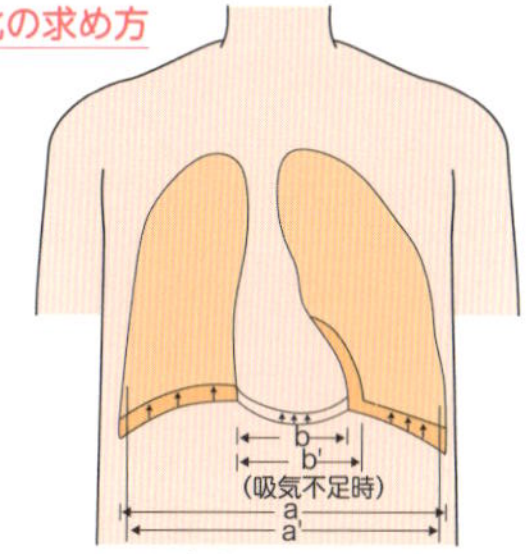

心胸比[11] を参考に作成

a、a'：胸郭横径
b、b'：心横径

心胸比（深吸気時）＝ $\frac{b}{a}\times 100\%$

心胸比（吸気不足時）＝ $\frac{b'}{a'}\times 100\%$

観察のポイント
［高齢者］や［心臓疾患］のある患者は基準より多少大きくなることがあります。

6 体重増加量

- 透析前の体重から DW を引いた差分の増加量です。塩分約［8］g を摂取すると、体内の塩分濃度を保とうとして無意識に 1L の水分を摂取するといわれています（体重は［1］kg 増加することとなる）。透析間の体重増加が多いと、1 回除水量が［多く］なり心臓への負担が［大きく］なります。
- **体重増加率の算出式（%）**：（透析前体重－［前回透析後体重］）÷ DW × 100
- **体重増加率の目安**：中 1 日［2 〜 4］%、中 2 日［3 〜 5］%

DW 検討や、状態確認に必要な項目です。測定・計算方法を覚えて、実際に計算してみよう。

⑦ アクセス管理…1

習得のコツ モニタリングの基本である「見る・聴く・触る（p.33）」で観察してみよう！

[　　] に合う語を選んで書き込んでみよう！
狭窄　腫脹　静脈圧　定期的　機能評価　機能不全　血管狭窄　狭窄部位　止血時間

1 バスキュラーアクセス（VA）

- 血液透析に必要な、患者側に設ける仕組み（アクセス）のことで、透析患者の命綱《いのちづな》ともいえます。毎日の VA 機能のモニタリング・サーベイランスは、VA トラブルの予防・早期発見・早期治療に重要な意味を持ちます。専門知識を持ち、患者指導や透析ごとのモニタリングをきちんと行えることが大変重要です。
- **VA 機能のモニタリング**：［機能不全］を検出するために毎透析時の観察結果を評価すること
- **VA 機能のサーベイランス**：［定期的］に特定の検査法で［機能評価］を行うこと

2 VA 機能のモニタリングの実際

- **モニタリング方法**：シャントスリル、シャント雑音、シャント静脈全体の触診（［狭《きょう》窄《さく》］部位確認）、ピロー部の状態確認、［止血時間］の延長、シャント肢の［腫《しゅ》脹《ちょう》］、脱血不良、不整脈、［静脈圧］の上昇、透析後半 1 時間での血流不全の有無・変化を評価します。
- **バスキュラーアクセススコアリング（VAS）**：上記を点数化し、客観的に評価する 1 つの方法です。

3 VA 機能のサーベイランスの実際

- 超《ちょう》音《おん》波《ぱ》希《き》釈《しゃく》法《ほう》・超音波ドプラー法・クリットライン法・熱希釈法による VA の血流量測定や、超音波検査などによって行います。
- 超音波検査では、VA の機能評価（上腕《じょうわん》動脈血流量・血管抵抗係数〈RI〉・平均血流量）・形態評価を非侵襲的《ひしんしゅうてき》に行うことができ、［狭窄部位］の確認にも有用です。

観察のポイント（VA の血流量の基準値[12]）

- アクセス血流量が観察の判断基準に用いられます。
- ①か②のどちらかがみられれば［血管狭窄］の可能性あります。

	AVF	AVG
①アクセス血流量	500mL/ 分未満	650mL/ 分未満
②ベースの血流量との比較	20%以上減少	

日常のモニタリングとして、患者さんとの会話の中にもたくさんヒントが隠されていますので、積極的にコミ

実践編Ⓓ 患者指導に必要な検査の見方とアクセス管理を理解する

⑦アクセス管理…2

習得のコツ 患者さんの大切な VA をより長持ちさせるために、観察力を高める努力をしよう！

[　　] に合う語を選んで書き込んでみよう！（何度も使う語があります）
正常　異常　静脈　動脈　血栓　血小板　内壁　インターベンション

4 VA 機能のモニタリングの流れ

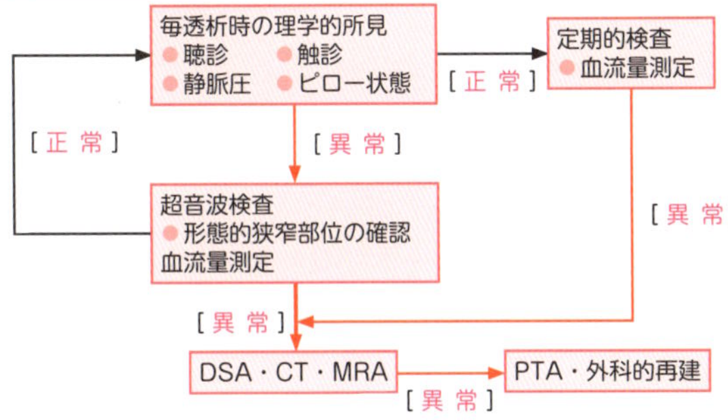

VA 機能モニタリング・サーベイランスのフロー図 13) より

DSA（digital subtraction angiography）：デジタルサブトラクション血管造影撮影
PTA（percutaneous transluminal angioplasty）：経皮的血管拡張術

5 血管が狭くなる原因と治療

血管が狭くなり、十分な血流を保てなくなると透析が良好にできなくなってしまいます。このような場合、[イ ン タ ー ベ ン シ ョ ン] 治療や、手術による治療を行います。

①繰り返し針を刺すことで血管が狭くなる

毎透析時に同じ血管に穿刺し、止血を繰り返すことで、少しずつ [血 小 板] の作用や [血 栓] などにより血管が狭くなっていきます。

②血液の流れが影響して狭くなる

動脈と静脈をつなぐことで、本来弱い組織である [静 脈] の壁に [動 脈] の強い血圧がかかり、静脈の [内 壁] が厚くなることによって血管が狭くなっていきます。

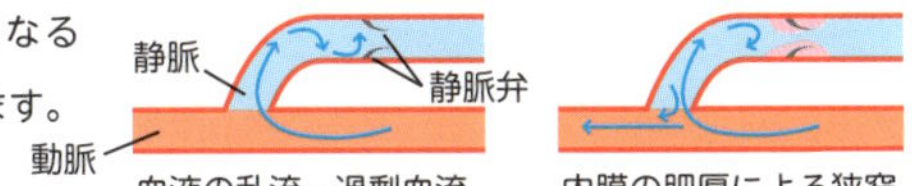

血液の乱流・過剰血流　　内膜の肥厚による狭窄

実践編Ⓔ 患者指導に必要な食事療法を理解する

①透析患者の栄養指導の基本…1

習得のコツ 透析によって損失する栄養素を整理すると、食事で何を必要とするのか理解しやすいです。

[　　] に合う語を選んで書き込んでみよう！（2 度使う語があります）
8　12　減塩　同化　異化　尿素　小腸　環境　リン　尿毒素　栄養素　アミノ酸
カリウム　たんぱく質　エネルギー

1 食事療法の目的

- 体内に溜まっている尿素窒素《にょうそちっそ》や水分、[カ リ ウ ム]、[リ ン] などを透析で取り除きます。透析で取り除かれる [栄 養 素] は、食事から補う必要があります。
- 透析終了から次の透析までの間に食事を食べ過ぎてしまうと、[尿 毒 素] が体に溜まり、体内の [環 境] が悪くなるため、個々の患者さんに合わせた食事管理が必要になります。

栄養指導のポイント

- 透析によるたんぱく質の異化亢進《いかこうしん》を抑えるために十分な [エ ネ ル ギ ー] を摂取する。
- 尿毒症物質が多くならないように適切な [た ん ぱ く 質] を摂取する。
- 電解質のバランスを崩さないように [カ リ ウ ム] と [リ ン] の摂取量を調整する。
- 体水分量が過剰になるのを防ぐために [減 塩] をして体水分バランスを保つ。

2 たんぱく質の代謝

- たんぱく質は、体内のアミノ酸プールから常につくられる [同 化《どうか》] と、壊す [異 化《いか》] を繰り返して人体を構成しており、一部のアミノ酸は分解され、[尿 素《にょうそ》] として体外に排泄されます。1 回の透析で、たんぱく質およびアミノ酸は [8] ～ [1 2] g 程度失われます。

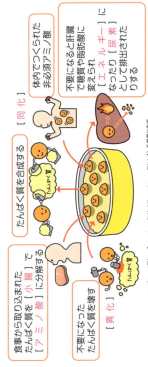

アミノ酸プール（遊離アミノ酸）1) を参考に作成

① 透析患者の栄養指導の基本…2

習得のコツ 摂取量などは、実際に自身の体重に当てはめて計算してみると理解しやすいです。

［　］に合う語を選んで書き込んでみよう！（2度使う語があります）
0.9　1.2　6　15　20　30　35　55　2,000　糖質　脂質　過剰　不足　摂取　嗜好　ミネラル　ビタミン

3 摂取たんぱく質量の評価

- **蛋白異化率《たんぱくいかりつ》（PCR）**：体内で分解された蛋白（アミノ酸）の量を表しています。同化と異化のバランスが取れているときの、蛋白の壊される速さはつくられる速さに等しく、また、蛋白がつくられる速度はたんぱく質［摂　取］量に等しくなります。
- **標準化蛋白異化率（nPCR）**：蛋白異化率をその患者さんの体重で補正したものです。

栄養評価のポイント

- PCRは、たんぱく質［摂　取］量の指標になります。nPCRが0.9以下の場合はたんぱく質摂取量が［不　足］している、1.2以上の場合は［過　剰］であると評価します。

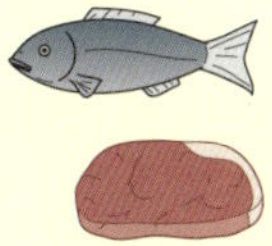

4 透析食

透析食はバランスと工夫で食べる食事です。一定の食事基準の範囲内で、患者さんの［嗜《し》好《こう》］や生活状況に合わせた食事を工夫し、選択していくことが大切です。

●血液透析（週3回）の1日当たりの食事摂取基準[2)]

患者個々によって必要栄養量は異なります。特に透析日は食事量を減らさないことが大事です。

- エネルギー：［３０］～［３５］kcal/kg
- たんぱく質：［０．９］～［１．２］g/標準体重kg
- 食塩：［６］g
- 水分：できるだけ少なく
- カリウム：［２，０００］mg以下
- リン：たんぱく質（g）×［１５］mg以下

5 透析食のポイント①：バランスの良い食事

［糖　質］と［脂　質］は体を動かす力のもととなり、たんぱく質は血や肉になります。［ミネラル］［ビタミン］は体の調子を整えてくれます。これらの栄養素を適切な比率で摂ることにより、バランスの良い食事となります。たんぱく質［１５］～20%、炭水化物［５５］～65%、脂質［２０］～25%の割合になるように摂取します。

① 透析患者の栄養指導の基本…3

習得のコツ 体重増加を気にして、無理な食事制限をしていないか患者さんの声や状態を観察しよう！

［　］に合う語を選んで書き込んでみよう！
1　2　透析　高値　貯蓄　脂質　片手　老廃物　痩せて　活動量　炭水化物

6 透析食のポイント②：消費量に合った十分なエネルギー摂取

安静にしていても心臓を動かしたり、呼吸や体温を維持したりするために消費されるエネルギーを基礎代謝量《きそたいしゃりょう》といいます。これに加え、［活　動　量］と［透　析］によりエネルギーが消費されるため、消費量に見合ったエネルギーが必要となります。

栄養指導のポイント

- エネルギー摂取量と消費量のバランスが悪く、摂取量より消費量が上回ると［痩　せ　て］いきます。
- 予防には、［炭　水　化　物］や［脂　質］から十分なエネルギーを摂ることが大事です。

7 透析食のポイント③：適量なたんぱく質摂取

たんぱく質は体内に［貯　蓄］できないため、摂り過ぎると［老　廃　物］が増え、尿素窒素やリン、カリウムなどが［高　値］になります。

●1食のたんぱく質量の目安（植物性たんぱく質と動物性たんぱく質の組み合わせ例）

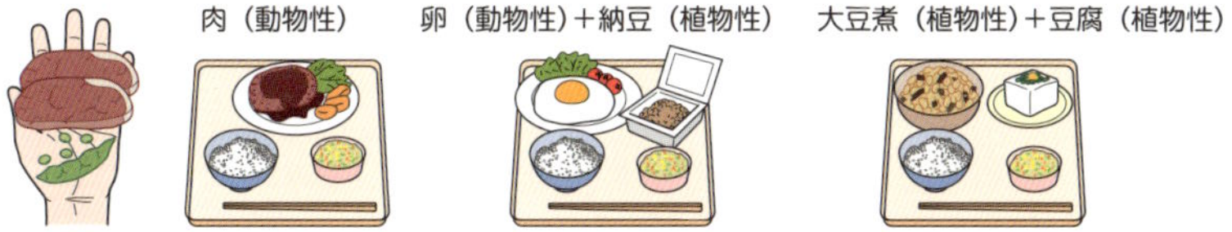
肉（動物性）
卵（動物性）＋納豆（植物性）
大豆煮（植物性）＋豆腐（植物性）

栄養指導のポイント

- 量は［片　手］のひらの大きさと厚さが1食の目安になります。
- 動物性たんぱく質は［１］種類、植物性たんぱく質は［２］種類を目安に組み合わせると、1食に必要な量をおおよそ摂取することができます。
- p.65「②炭水化物、たんぱく質、脂質の食事のポイント」参照。

実践編Ⓔ 患者指導に必要な食事療法を理解する

①透析患者の栄養指導の基本…4

習得のコツ 個々によって必要量は異なるため、その人にあった適切な量を示せることが大事です。

[　　] に合う語を選んで書き込んでみよう！
過剰　透析　細胞内　心血管　のどが渇き

8 透析食のポイント④：カリウムとリンを摂り過ぎない

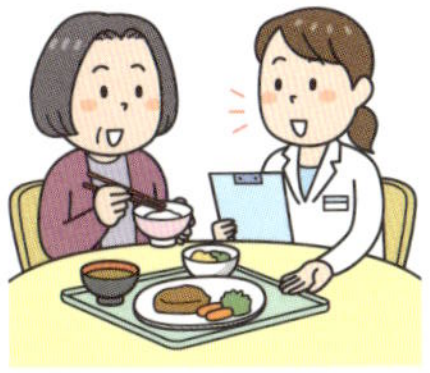

体内の余分なカリウムを排泄する方法が、主に［透 析］による除去のため、必要以上にカリウムを摂取すると体内にカリウムが蓄積されてしまい血清カリウム値が上昇します。また、リンは体内で生命維持に必要な栄養素ですが、血液中にリンが増えすぎると高リン血症となり、［心 血 管］イベントや生命予後不良の一因になるといわれています。そのため、カリウムやリンは［過 剰］摂取にならないよう注意することが必要となります。

栄養指導のポイント

- カリウムは野菜や果物に多く含まれていますが、［細 胞 内］にカリウムが多いため、肉や魚など特に赤身のたんぱく質を摂り過ぎていないかも確認します。
- p.66「③食事のポイント（カリウム編）」参照。

9 透析食のポイント⑤：塩分を摂り過ぎない

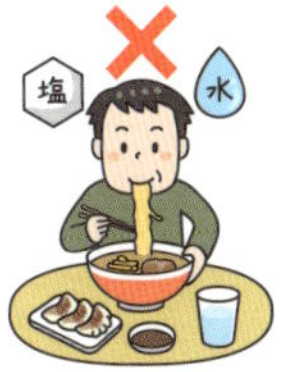

食塩の摂取量が多くなると［の ど が 渇 き］、水分が欲しくなります。透析で取り除ける水の量には限度があり、水分を摂り過ぎると高血圧やむくみ、透析中の血圧低下に繋がるため、減塩が必要となります。

栄養指導のポイント

- 減塩は調理者の協力も必要ですが、本人の嗜好や食習慣を把握し、習慣を見直すことが重要です。
- p.67「④食事のポイント（リン編）」参照。

実践編Ⓔ 患者指導に必要な食事療法を理解する

②炭水化物、たんぱく質、脂質の食事のポイント

習得のコツ 食品にどのような成分が多く含まれているのか、栄養成分表示を確認すると理解が深まります。

[　　] に合う語を選んで書き込んでみよう！（何度も使う語があります）
50　100　200　良質　必須　主食　動物性　アミノ酸　エネルギー源

1 炭水化物

ごはんやパン、麺類など［主 食］となるもので、脳や体などを動かす［エ ネ ル ギ ー 源］として利用されます。炭水化物が不足すると、注意力の散漫や疲労感などが現れます。

栄養指導のポイント

- 1日に必要なエネルギーの［5 0］%を主食から摂ります。必要エネルギーが1800kcalの場合、毎食ごはんなら［2 0 0］gが目安量になります。

2 たんぱく質

たんぱく質は筋肉や血液など体の材料になる栄養素で、主に［ア ミ ノ 酸］によって構成されています。魚、肉、卵、乳製品、大豆製品に多く含まれており、アミノ酸スコアが100で［良 質］なたんぱく質と言われています。［必 須］アミノ酸は体内では作ることができないため、食事から補う必要があります。

●アミノ酸スコア表[6]

肉類、魚介類、卵、乳製品、大豆・大豆製品	［100］	精白米	93
		食パン、うどん	51
		ブロッコリー	［100］
		たまねぎ	66

栄養指導のポイント

- 1食のたんぱく質は肉や魚の場合は60～80gを目安にします。アミノ酸スコアが低いごはんやパンは、アミノ酸スコアが［1 0 0］の動物性食品や大豆製品と組み合わせて補うようにします

3 脂 質

三大栄養素の最も大きな［エ ネ ル ギ ー 源］で、煮物、炒め物、揚げ物の順にエネルギーが高くなります。

栄養指導のポイント

- ［動 物 性］脂肪の過剰摂取は動脈硬化の原因となるので、肉は脂の少ない部位や、魚や大豆製品の割合を増やしましょう。

実践編E　患者指導に必要な食事療法を理解する

③食事のポイント（カリウム編）

習得のコツ　カリウム摂取の節減方法を学びましょう！

［　　］に合う語を選んで書き込んでみよう！
水　水煮　大きい　細かく　冷凍野菜

1 カリウム摂取の節減方法

透析患者はカリウムが排泄されにくいため、摂取量を調整する必要があります。

●カリウムが多い食品・食材

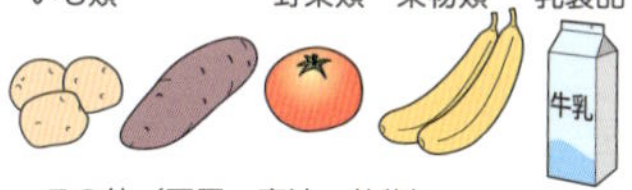

その他（玉露・青汁・乾物）

●カリウムが少ない食品・食材

野菜類（玉ねぎ・もやし・かいわれ大根・ピーマン・ねぎ）

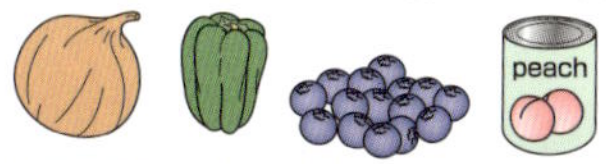

果物類（ブルーベリー・果物缶〈シロップを除く〉）

食材を置き換えることで摂取量を節減できます。下処理《したしょり》されている［ 水《みず》 煮《に》 ］、カット野菜、［ 冷 凍 野 菜 ］などはカリウムが少ないため、積極的に活用しましょう。

果物缶のシロップはカリウムを多く含みます！飲まないようにしましょう。

2 カリウムの除去

①ゆでこぼす方法

●「①［ 細 か く ］切る」→「②［ 水 ］にさらす」→「③ゆでこぼす」の手順で除去します。

●水に触れる表面積が［ 大 き い ］ほど、多く除去することができます。

②ゆでこぼす以外のおすすめ時短方法

●**フライパンの活用**：沸かすお湯の量が少なくてすむため、時短になります。

●**電子レンジの活用**：食材を細かく切り、ラップに包んで電子レンジで加熱し、水にさらします。

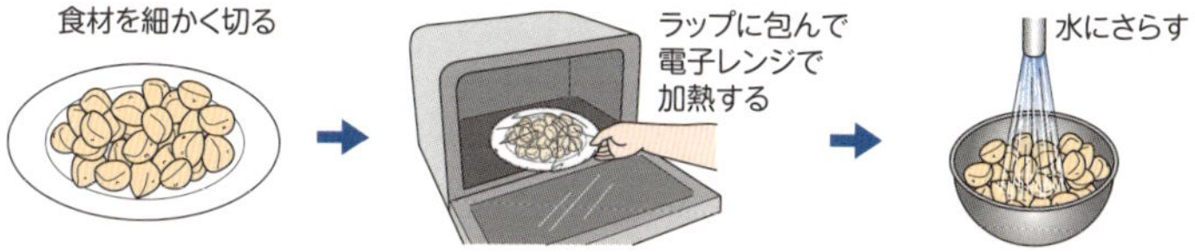

いも類はゆでこぼしてもカリウムを除去しにくいため、摂取量に注意します。また、加熱のみでは除去できないため、必ず「水にさらす」ようにします。

カリウムの除去が簡単にできる「ちょっとした工夫」を患者さんへ伝えていきましょう。

実践編E　患者指導に必要な食事療法を理解する

④食事のポイント（リン編）

習得のコツ　透析患者はリンが排泄されにくいため、リン摂取量の調整方法を学びましょう！

［　　］に合う語を選んで書き込んでみよう！
高　低い　有機　無機　食品添加物

1「リン／たんぱく質比」について

リン／たんぱく質比（リン〈mg〉÷たんぱく質〈g〉）が［ 低 い ］食品は「リンの少ない［ 高 ］たんぱく食品」であるため、リンの過剰摂取を防ぎ、たんぱく質を十分に摂取することができます。

①たんぱく質の量はほぼ同じ・リンの量が違う例

食品 100 g中	たんぱく質	リ ン	リン／たんぱく質比
鮭	24.5g（ほぼ同じ）	250mg 低い○	10.2 低い○
ししゃも	24.3g（ほぼ同じ）	540mg 高い△	22.2 高い△

②リンの量は同じ・たんぱく質の量が違う例

食品 100 g中	リ ン	たんぱく質	リン／たんぱく質比
豚ロース肉	200mg（同じ）	21.1g 高い○	9.5 低い○
ソーセージ	200mg（同じ）	11.5g 低い△	17.4 高い△

（低い）○ ←― リン／たんぱく質比 ―→（高い）△

牛肉、豚肉、鶏肉　卵・切り身魚・たこ・えび　豆腐・レバー・ハム・ソーセージ　乳製品、骨付き魚、加工品

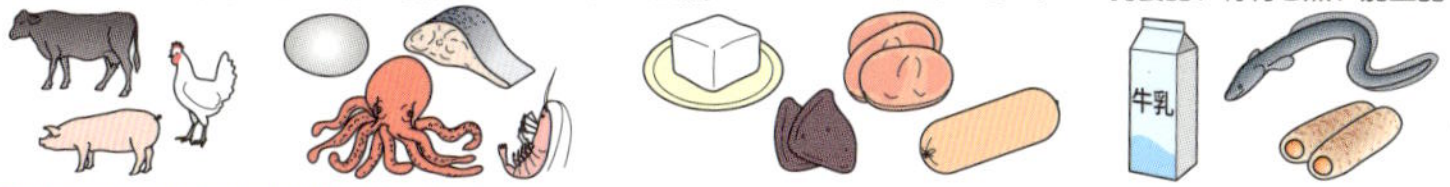

2 食品添加物のリンに注意

リンには、食品中の［ 有 機 ］リン以外に、食品添加物中の［ 無 機 ］リンがあります。

①**リンの吸収率**：同じ量のリンを摂取した場合でも、食品によってリンの吸収率が異なります。

●植物由来の食品（大豆、野菜など）：20～40%　●動物由来の食品（肉、魚など）：40～60%

●食品添加物（コーラ、ハムなど）：90%以上

②**無機リンを含む食品**：ハム、インスタント食品、市販弁当、スナック菓子、ファストフード、清涼飲料水など。原材料表示に記載がなくても［ 食 品 添 加 物 ］には無機リンが含まれます。

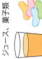

●かんすい　中華麺など
●酸味料　ジュース、菓子類
●乳化剤　プロセスチーズなど
●pH調整剤　弁当など
●膨張剤　クッキー、ケーキなど

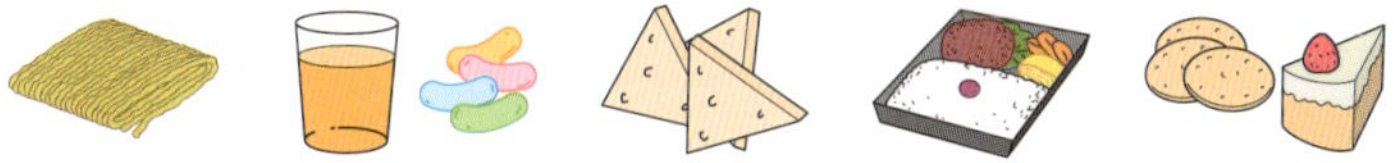

⑤調理、食べ方による減塩方法

習得のコツ 体重増加が多いときは、「水分と塩分の摂りすぎ」を確認しよう！

［　　］に合う語を選んで書き込んでみよう！
1　油　汁　塩分　水分　ご飯　そば　つけて　心不全　塩分量　体重増加　マヨネーズ

1 透析患者の体重増加と塩分の関係

透析治療における［体重増加］は「体内の水分量が増える」＝「除水量（水引の量）が増える」と紐付けされる必要があります。例えば8gの塩分を摂ると、［1］リットルの水分が必要となり体重がその分増加します。水分による体重増加が多いと心臓の伸び縮みが大きくなり心臓に負担が掛かります。透析患者の死因第1位は［心不全］[2]です。［塩分］と［水分］を制限しながら、低栄養にならないように食事量を維持することが大切です。

2 減塩のポイント（1日の塩分摂取目標：6g以下）

①「塩分を含まない主食」にする：［ご飯］や［そば］、春雨などを選択しましょう。

パンやうどん、中華麺などには1g弱の塩分が含まれます。

②汁物の汁を残す：汁ものや麺類は具や麺だけを食べて［汁］は残しましょう。

③調味料はつけて食べる：かけるよりも別の小皿に入れて、［つけて］食べましょう。

④調味料の塩分量を常に確認する：うすくち醤油や白だしなどの商品名に惑わされないように、調味料の［塩分量］を常に確認しましょう。

⑤塩分の少ない調味料を活用する：ケチャップや［マヨネーズ］、減塩醤油など。

⑥香辛料、香味野菜、酸味を取り入れる：香辛料（胡椒、唐辛子、カレー粉、山椒、ごまなど）や香味野菜（ねぎ、しょうが、わさび、にんにくなど）、酸味（酢、レモンなどの柑橘類）。

⑦油を活用する：塩分や水分が多い煮物や汁物よりも、［油］を使った調理法がおすすめです。

⑧加工食品や漬物などに注意する：ハムや練り製品などの加工食品や漬物（キムチを含む）などの塩分の多い食品は、特に摂りすぎに注意しましょう。

⑨料理酒、だし風味調味料、みりんなどの塩分を確認する：塩分が含まれるものが多いので注意しましょう。

⑩栄養成分表示を確認する：常に栄養成分表示を見る癖をつけましょう。

●栄養成分表示：1本（○g）あたり

エネルギー	○○kcal
たんぱく質	○○g
脂質	○○g
炭水化物	○○g
食塩相当量	○○g

 減塩は患者さんが一生お付き合いすべき大切なことです。減塩の大切さを継続して患者さんに伝えましょう。

①透析中の運動療法

習得のコツ 透析患者の活動量や、身体機能が低下する原因、運動時の注意などを学ぼう。

［　　］に合う語を選んで書き込んでみよう！
低　中　減少　禁忌　透析　有酸素　合併症

1 透析中の安静時間

透析中のベッド安静状態は、透析1回当たり平均4時間です。1カ月では48時間、1年では576時間（24日間）も安静・不動の状態が必要になります。また、［透析］日は倦怠感などが影響し、さらに活動量が［減少］しやすいです。

看護のポイント
不活動時間が多いとADL《エーディエル》・QOL《キューオーエル》が低下します。普段の生活状況・活動度なども聞き取りしてみましょう。

2 運動禁忌・運動中の注意

運動には血圧改善の効果がありますが、透析中の運動は循環動態《じゅんかんどうたい》の変化に伴い血圧低下を招くことがあります。日頃の透析条件と異なる場合は注意が必要です。また、不安定狭心症《ふあんていきょうしんしょう》などがある場合は運動が［禁忌］となるため、現病歴や［合併症］などに注意し、医師や先輩スタッフに相談して運動療法を行いましょう。

3 運動の種類・強度

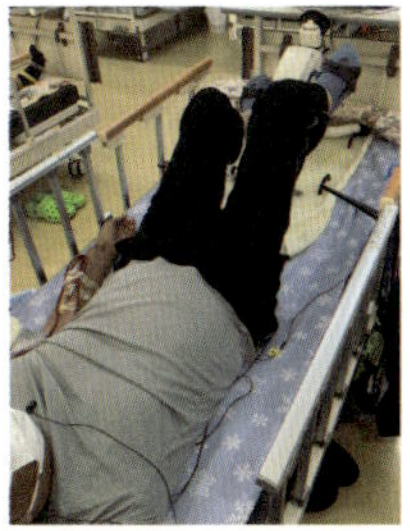

主な運動には［有酸素］運動と筋力トレーニングがあります。透析中は大きな動きが困難なので、ベッド上での運動が基本となります。集団体操・個別プログラムと方法はさまざまですが、エルゴメータやチューブ運動などを行っている施設が多いです。有酸素運動の運動強度は、長く続けられる「楽である〜ややきついくらいの運動」が望ましいです。筋力トレーニングの強さは、回数を減らして［中］強度にしたり、［低］強度でも回数を増やしたりするなどの工夫で筋力が高められます。

透析中に機器などを用いて運動を行う方法が、時間的な負担が少なく継続しやすいです。運動に対して抵抗のある患者さんには、楽に行えて簡単な運動から勧めてみよう。

② サルコペニア・フレイルの原因と予防

習得のコツ 原因と高齢透析患者でとくに起こりやすい理由、予防方法などを理解しよう。

[　　] に合う語を選んで書き込んでみよう！（2 度使う語があります）
筋力　運動　身体　重症　回復　精神　中間　筋肉量　プレフレイル

1 透析患者の筋力が低下しやすい原因

透析治療に伴う身体機能などの低下により、下記の疾患を発症しやすい状態にあります。

①サルコペニア

筋肉量の減少を伴う疾患で、「①［筋 肉 量］減少」と「②［筋 力］低下」または「③［身 体］機能低下」を伴うとサルコペニアと診断されます。①～③の全てが該当する場合は［重 症］サルコペニアとなります。

②フレイル

加齢により［運 動］機能や認知面など［精 神］機能が衰えた状態のことをいい、生活習慣病などさまざまな合併症とも関わります。位置づけとしては健常な状態と要介護状態の［中 間］の段階がフレイルだといわれています。

2 筋力の減少を確認する簡易な検査法

- **指輪っかテスト**：下腿の最も太い部分に合わせて、患者自身の両手の親指と人差し指で輪っかをつくり、輪っかと下腿の太い部分の間に隙間ができていると［筋 肉 量］が減少していると判断します。簡単に行え、患者さんが把握しやすい方法なので良い判断材料になります。

●指輪っかテスト（サルコペニアの簡易指標）[2)より]

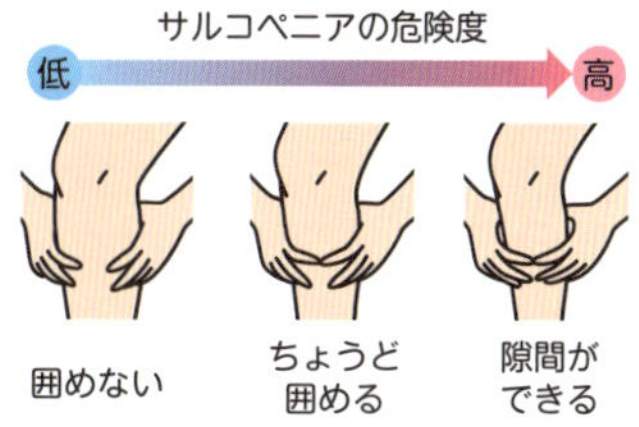

3 サルコペニア・フレイルの予防・対処

栄養状態や運動面を強化することで進行を防ぐことができます。とくにフレイルは初期段階（［プ レ フ レ イ ル］）で気づいて、適切に対処することで［回 復］が可能です。

観察のポイント（フレイルの初期にみられやすい患者の変化）
- よろめきながら歩くようになったなど患者さんの変化を観察しましょう。
- とくに外出する機会が減ったなどの話を聞いたときには要注意です。

早期に多職種と協働して対応して、患者さんを要介護状態に近づけないことが重要です。そのスタートとなる

① よく使われる透析室特有の専門用語…1

習得のコツ 医療現場で使われる用語は、教科書とは異なる言い回しがあるので注意しよう。

次の欧語に合う日本語を［　］に書き込んで覚えよう！

	欧語	日本語
A	active vitamin D	➡［ 活《かっ》性《せい》型《がた》ビタミンD ］
	acute blood purification	➡［ 急《きゅう》性《せい》血《けつ》液《えき》浄《じょう》化《か》 ］
	adequacy of dialysis	➡［ 至《し》適《てき》透《とう》析《せき》 ］
	adjusted calcium	➡［ 補《ほ》正《せい》カルシウム ］
	airdetector	➡［ 気《き》泡《ほう》検《けん》知《ち》器《き》 ］
	angiography	➡［ 血《けっ》管《かん》造《ぞう》影《えい》 ］
	angiotensin converting enzyme inhibitor	➡［ アンジオテンシン変《へん》換《かん》酵《こう》素《そ》阻《そ》害《がい》薬《やく》 ］
	anticoagulant	➡［ 抗《こう》凝《ぎょう》固《こ》薬《やく》 ］
	arterial line	➡［ 動《どう》脈《みゃく》側《そく》ライン ］
B	bioelectric impedance analysis	➡［ バイオインピーダンス法《ほう》 ］
	blood circuit	➡［ 血《けつ》液《えき》回《かい》路《ろ》 ］
	blood flow rate	➡［ 血《けつ》液《えき》流《りゅう》量《りょう》 ］
	blood pump	➡［ 血《けつ》液《えき》ポンプ ］
	blood purification	➡［ 血《けつ》液《えき》浄《じょう》化《か》 ］
	blood return	➡［ 返《へん》血《けつ》、回《かい》収《しゅう》 ］
C	calcium-phosphate product	➡［ カルシウム・リン積《せき》 ］
	cellulose membrane	➡［ セルロース膜《まく》 ］
	central dialysis fluid delivery system	➡［ 多《た》人《にん》数《ずう》用《よう》透《とう》析《せき》液《えき》供《きょう》給《きゅう》装《そう》置《ち》 ］
	coagulation	➡［ 凝《ぎょう》固《こ》 ］
	complementary dialysis	➡［ 血《けつ》液《えき》透《とう》析《せき》腹《ふく》膜《まく》透《とう》析《せき》併《へい》用《よう》療《りょう》法《ほう》 ］
D	declotting	➡［ 血《けっ》栓《せん》除《じょ》去《きょ》術《じゅつ》 ］
	dialysate	➡［ 透《とう》析《せき》液《えき》 ］
	dialysate connector	➡［ カプラー ］
	dialysate amyloidosis	➡［ アミロイドーシス ］
	dialysis disequilibrium syndrome	➡［ 不《ふ》均《きん》衡《こう》症《しょう》候《こう》群《ぐん》 ］
	dialysis	➡［ 透《とう》析《せき》療《りょう》法《ほう》 ］
	dialysis efficiency	➡［ 透《とう》析《せき》効《こう》率《りつ》 ］

 わからない用語や言葉は、調べたり、先輩スタッフに聞いたりして覚えよう。

① よく使われる透析室特有の専門用語…2

習得のコツ 現場で使われる用語には、教科書などにない言い回しもあるので注意しよう。

次の欧語に合う日本語を［　］に書き込んで覚えよう！

	欧語	日本語
D	dialysis machine	➡［ 透《とう》析《せき》装《そう》置《ち》 ］
	dialysis membrane	➡［ 透《とう》析《せき》膜《まく》 ］
	dialysis time	➡［ 透《とう》析《せき》時《じ》間《かん》 ］
	diffusion	➡［ 拡《かく》散《さん》 ］
E	ectopic calcification	➡［ 異《い》所《しょ》性《せい》石《せっ》灰《かい》化《か》 ］
	edema	➡［ 浮《ふ》腫《しゅ》 ］
	electrolyte	➡［ 電《でん》解《かい》質《しつ》 ］
	erythropoiesis stimulating agent	➡［ 赤《せっ》血《けっ》球《きゅう》造《ぞう》血《けつ》刺《し》激《げき》因《いん》子《し》製《せい》剤《ざい》 ］
G	graft	➡［ 人《じん》工《こう》血《けっ》管《かん》 ］
I	individual dialysis fluid delivery system	➡［ 個《こ》人《じん》用《よう》透《とう》析《せき》液《えき》供《きょう》給《きゅう》装《そう》置《ち》 ］
L	LDL adsorption therapy	➡［ LDL《エルディーエル》吸《きゅう》着《ちゃく》療《りょう》法《ほう》 ］
O	osmotic pressure	➡［ 浸《しん》透《とう》圧《あつ》 ］
	overhydration	➡［ 溢《いっ》水《すい》 ］
P	plasma exchange	➡［ 血《けっ》漿《しょう》交《こう》換《かん》 ］
	protein catabolic rate	➡［ 蛋《たん》白《ぱく》異《い》化《か》率《りつ》 ］
Q	quantity of blood flow	➡［ 血《けつ》液《えき》流《りゅう》量《りょう》 ］
	quantity of dialysate flow	➡［ 透《とう》析《せき》液《えき》流《りゅう》量《りょう》 ］
R	renal anemia	➡［ 腎《じん》性《せい》貧《ひん》血《けつ》 ］
	residual blood volume	➡［ 残《ざん》血《けつ》量《りょう》 ］
	residual renal function	➡［ 残《ざん》(存《ぞん》) 腎《じん》機《き》能《のう》 ］
S	sevelamer hydrochloride	➡［ セベラマー塩《えん》酸《さん》塩《えん》 ］
	subcutaneously fixed superficial artery	➡［ 動《どう》脈《みゃく》表《ひょう》在《ざい》化《か》 ］
U	ultrafiltration coefficient	➡［ 限《げん》外《がい》濾《ろ》過《か》率《りつ》 ］

覚えた用語や略語は、実際に使っていくと早く知識が定着しますよ。

② よく使われる透析室特有の略語…1

習得のコツ 同じ略語でも領域によって意味が違うので、透析領域での略語を覚えよう。

次の日本語に合う略語を［　　］に書き込んで覚えよう！

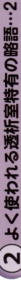

	日本語		略語	
A	足関節上腕血圧比《そくかんせつじょうわんけつあつひ》	➡	［ ABI ］	ankle-brachial pressure index
	活性化凝固時間《かっせいかぎょうこじかん》	➡	［ ACT ］	activated coagulation time
	心房性《しんぼうせい》ナトリウム利尿《りにょう》ペプチド	➡	［ ANP ］	atrial natriuretic peptide
	自動腹膜透析《じどうふくまくとうせき》	➡	［ APD ］	automated peritoneal dialysis
	活性化部分《かっせいかぶぶん》トロンボプラスチン時間《じかん》	➡	［ APTT ］	activated partial thromboplastin time
	急性腎不全	➡	［ ARF ］	acute renal failure
	閉塞性動脈硬化症《へいそくせいどうみゃくこうかしょう》	➡	［ ASO ］	arteriosclerosis obliterans
	自己血管使用皮下動静脈瘻《じこけっかんしようひかどうじょうみゃくろう》	➡	［ AVF ］	arteriovenous fistula
	人工血管使用皮下動静脈瘻《じんこうけっかんしようひかどうじょうみゃくろう》	➡	［ AVG ］	arteriovenous graft
B	脳性《のうせい》ナトリウム利尿《りにょう》ペプチド	➡	［ BNP ］	brain natriuretic peptide
	血中尿素窒素《けっちゅうにょうそちっそ》	➡	［ BUN ］	blood urea nitrogen
C	冠動脈《かんどうみゃく》バイパス術《じゅつ》	➡	［ CABG ］	coronary artery bypass graft surgery
	連続《れんぞく》（持続《じぞく》）携行式腹膜透析《けいこうしきふくまくとうせき》	➡	［ CAPD ］	continuous ambulatory peritoneal dialysis
	クレアチニンクリアランス	➡	［ Ccr ］	creatinine clearance
	慢性糸球体腎炎《まんせいしきゅうたいじんえん》	➡	［ CGN ］	chronic (glomerulo) nephritis
	慢性腎臓病《まんせいじんぞうびょう》	➡	［ CKD ］	chronic kidney disease
	慢性腎臓病骨《まんせいじんぞうびょうこつ》ミネラル代謝異常	➡	［ CKD-MBD ］	chronic kidney disease-mineral and bone disorder
	慢性腎不全《まんせいじんふぜん》	➡	［ CRF ］	chronic renal failure
	C《シー》反応性蛋白《はんのうせいたんぱく》	➡	［ CRP ］	C–reactive protein
	心胸比《しんきょうひ》	➡	［ CTR ］	cardiothoracic ratio
	手根管症候群《しゅこんかんしょうこうぐん》	➡	［ CTS ］	carpal tunnel syndrome
D	ドライウエイト、適正体重《てきせいたいじゅう》	➡	［ DW《ドライウエイト》 ］	dry weight
E	体外限外濾過法《たいがいげんがいろかほう》／イーカム	➡	［ ECUM《イーカム》 ］	extracorporeal ultrafiltration method
	エリスロポエチン	➡	［ EPO《エポ》 ］	erythropoietin

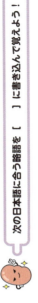

略語はABC順に並んでいるので、それをヒントに考えてみよう！

② よく使われる透析室特有の略語…2

習得のコツ 略語が覚えにくいときは、何の単語から構成された略語なのか考えてみよう。

次の日本語に合う略語を［　　］に書き込んで覚えよう！

	日本語		略語	
H	B型肝炎《がたかんえん》ウイルス	➡	［ HBV ］	hepatitis B virus
	C型肝炎《がたかんえん》ウイルス	➡	［ HCV ］	hepatitis C virus
	血液透析《けつえきとうせき》	➡	［ HD ］	hemodialysis
	血液透析濾過《けつえきとうせきろか》／血液濾過透析《けつえきろかとうせき》	➡	［ HDF ］	hemodiafiltration
	血液濾過《けつえきろか》	➡	［ HF ］	hemofiltration
	家庭透析《かていとうせき》	➡	［ HHD ］	home hemodialysis
	ヘパリン起因性血小板減少症《きいんせいけっしょうばんげんしょうしょう》	➡	［ HIT《ヒット》 ］	heparin-induced thrombocytopenia
K	標準化透析量《ひょうじゅんかとうせきりょう》	➡	［ Kt/V《ケーティーオーバーブイ》 ］	k：尿素クリアランス、t：時間、v：体液量
N	標準化蛋白異化率《ひょうじゅんかたんぱくいかりつ》	➡	［ nPCR ］	normalized protein catabolic rate
P	末梢動脈疾患《まっしょうどうみゃくしっかん》	➡	［ PAD ］	peripheral arterial disease
	腹膜透析《ふくまくとうせき》	➡	［ PD ］	peritoneal dialysis
	経皮経管的血管形成術《けいひけいかんてきけっかんけいせいじゅつ》	➡	［ PTA ］	percutaneous transluminal angioplasty
	副甲状腺《ふくこうじょうせん》ホルモン	➡	［ PTH ］	parathyroid hormone
Q	血液流量《けつえきりゅうりょう》	➡	［ QB ］	quantity of blood flow
	透析液流量《とうせきえきりゅうりょう》	➡	［ QD ］	quantity of dialysate flow
	濾過速度《ろかそくど》	➡	［ QF ］	filtration rate
R	レストレスレッグス症候群《しょうこうぐん》	➡	［ RLS ］	restless legs syndrome
S	睡眠時無呼吸症候群《すいみんじむこきゅうしょうこうぐん》	➡	［ SAS《サス》 ］	sleep apnea syndrome
T	時間平均血中尿素窒素《じかんへいきんけっちゅうにょうそちっそ》	➡	［ TAC《タック》-BUN ］	time–averaged concentration of BUN
	トランスフェリン飽和度《ほうわど》	➡	［ TSAT ］	transferrin saturation
U	除水速度《じょすいそくど》	➡	［ UFR ］	ultrafiltration rate
V	バスキュラーアクセス／血管《けっかん》アクセス	➡	［ VA ］	vascular access
	バスキュラーアクセスインターベンション治療《ちりょう》	➡	［ VAIVT ］	vascular access intervention therapy

略語の中には、「SAS」は「サス」、「ECUM」は「イーカム」など、

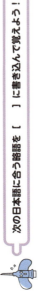

③ 透析患者の検査項目と検査データ基準一覧 2)~4)

習得のコツ 検査項目の意味・略語・基準値を覚えよう。

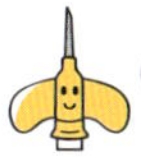

[　　] に合う語を選んで書き込んでみよう！
hANP　CTR　Kt/V　副甲状腺　インタクト　クレアチニン　血中尿素窒素
グリコアルブミン

検査内容	検査項目	略　語	透析患者の基準値
透析効率	[血 中 尿 素 窒 素]	BUN	60～90mg/dL
	[ク レ ア チ ニ ン]	Cr	男性：10～15mg/dL 女性：8～13mg/dL
	標準化透析量	[Kt/V《ケーティーオーバーブイ》]	1.2 以上
	尿酸	UA	3.2～8.4mg/dL
	カリウム	K	4.0～5.5mEq/L
貧　血	ヘモグロビン	Hb	週はじめの採血 10～12g/dL
水分・塩分	心胸比	[CTR《シーティーアール》]	50%程度
	ナトリウム	Na	135～145mEq/L
	ヒト心房性ナトリウム利尿ペプチド	[hANP《ハンプ》]	HD 後：50pg/mL 以下
CKD-MBD	補正カルシウム濃度	補正 Ca 濃度	8.4～10.0mg/dL
	リン	P	3.5～6.0mg/dL
	[イ ン タ ク ト] PTH ([副 甲 状 腺] ホルモン)	i-PTH	60～240pg/mL
感　染	白血球	WBC	3,500～10,000/μL
	C- 反応性蛋白	CRP	0.1mg/dL 以下
その他	アルブミン	Alb	3.5～5.0g/dL 以上
	低比重リポ蛋白コレステロール	LDL-C	120mg/dL 未満
	β_2- ミクログロブリン	β_2-MG	透析前 30mg/L 以下
	マグネシウム	Mg	1.5～2.5mg/dL
	[グリコアルブミン]	GA	●腎機能正常の糖尿病患者 11～16% ●HD 患者＜ 20% ●心血管イベントの既往を有し、低血糖傾向のある HD 患者＜ 24%

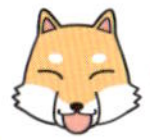

検査の詳細は実践編Ⓓ①～⑥（p.52～58）を参照。

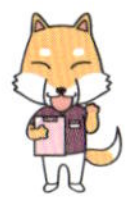

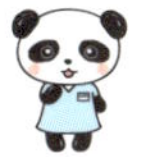

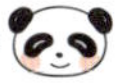

基準値に対して患者さんがどのような状態かわかるようになると、業務がしやすくなります。

38

39